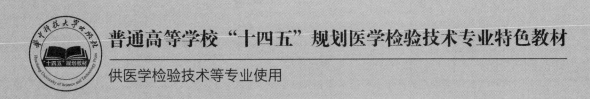

普通高等学校"十四五"规划医学检验技术专业特色教材

供医学检验技术等专业使用

医学检验仪器学实验指导

主　编　胡志坚　余　蓉　龚道元

副主编　宋文杰　张式鸿　梁松鹤　楚海荣

编　者　(以姓氏笔画为序)

王旭东　成都中医药大学

代　洪　湖南师范大学医学院

朱中元　海南医学院第二附属医院

任伟宏　河南中医药大学第一附属医院

江永青　九江学院附属医院

李云慧　北部战区总医院

李木兰　湘南学院

吴　钊　电子科技大学四川省人民医院

何振辉　佛山科学技术学院

余　蓉　成都中医药大学

宋文杰　河北医科大学

张式鸿　中山大学

张丽琴　包头医学院

胡志坚　九江学院

宫心鹏　河北医科大学

费　嫦　湖南医药学院

高社军　河北医科大学

黄凤霞　西安医学院

龚道元　佛山科学技术学院

梁松鹤　哈尔滨医科大学

谢婷婷　贵州医科大学

楚海荣　潍坊医学院

编写秘书　江永青

U0362930

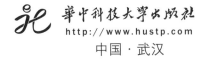
华中科技大学出版社
http://www.hustp.com
中国·武汉

内 容 简 介

本书是普通高等学校"十四五"规划医学检验技术专业特色教材。

本书内容包括 30 个实验项目,如普通光学显微镜的结构与使用、离心机的结构与常见故障排除、微量加样器的使用与校准、可见分光光度计的使用与检查调校等。

本书主要供高等院校医学检验技术及相关专业学生使用,也适合作为医学检验技术人员的参考用书。

图书在版编目(CIP)数据

医学检验仪器学实验指导/胡志坚,余蓉,龚道元主编. —武汉:华中科技大学出版社,2021.4(2024.1重印)
ISBN 978-7-5680-6862-8

Ⅰ.①医… Ⅱ.①胡… ②余… ③龚… Ⅲ.①医学检验-医疗器械-实验-医学院校-教学参考资料
Ⅳ.①R446-33 ②TH776-33

中国版本图书馆 CIP 数据核字(2021)第 068265 号

医学检验仪器学实验指导　　　　　　　　　　　　　　胡志坚　余　蓉　龚道元　主编
Yixue Jianyan Yiqixue Shiyan Zhidao

策划编辑:梅雯惠
责任编辑:余　琼
封面设计:原色设计
责任校对:刘　竣
责任监印:周治超
出版发行:华中科技大学出版社(中国·武汉)　　　电话:(027)81321913
　　　　　武汉市东湖新技术开发区华工科技园　　　邮编:430223
录　　排:华中科技大学惠友文印中心
印　　刷:武汉市洪林印务有限公司
开　　本:889mm×1194mm　1/16
印　　张:7.5
字　　数:225千字
版　　次:2024 年 1 月第 1 版第 2 次印刷
定　　价:29.80元

普通高等学校"十四五"规划医学检验技术
专业特色教材建设指导委员会

主 任 委 员 徐克前　康熙雄

副主任委员 岳保红　龚道元　周芙玲　王小林　赵建宏　贾天军　李玉云

编　　委（按姓氏笔画排序）

王小林	北京大学医学部	岳保红	郑州大学
王俊利	右江民族医学院	周芙玲	武汉大学
权志博	陕西中医药大学	郑文芝	海南医学院
吕厚东	济宁医学院	赵建宏	河北医科大学
任伟宏	河南中医药大学	胡志坚	九江学院
伊正君	潍坊医学院	袁忠海	吉林医药学院
闫海润	牡丹江医学院	贾天军	河北北方学院
纪爱芳	长治医学院	徐　霞	广州医科大学
李玉云	蚌埠医学院	徐广贤	宁夏医科大学
李树平	湖南医药学院	徐克前	中南大学湘雅医学院
余　蓉	成都中医药大学	徐菲莉	新疆医科大学
张式鸿	中山大学	高荣升	佳木斯大学
张红艳	河北工程大学	陶华林	西南医科大学
陈大鹏	重庆医科大学	黄泽智	邵阳学院
林东红	福建医科大学	龚道元	佛山科学技术学院
欧阳丹明	湘南学院	康熙雄	首都医科大学

总　序

ZONGXU

近年来,随着科学技术的进步、大量先进仪器和技术的采用,医学检验得到飞速的发展。各种新的检验技术不断涌现,对临床疾病的诊疗越来越重要,作用越来越突出,为人类疾病的诊断、治疗监测、预后判断提供大量新的实验室监测指标。据统计,临床实验室提供的医学检验信息占患者全部诊疗信息的 60% 以上,医学检验已成为医疗的重要组成部分,被称为临床医学中的"侦察兵"。

《国家中长期教育改革和发展规划纲要(2010—2020 年)》《国家中长期人才发展规划纲要(2010—2020 年)》要求全面提高高等教育水平和人才培养质量,以更好地满足我国经济社会发展和创新型国家建设的需要。根据《教育部关于进一步深化本科教学改革　全面提高教学质量的若干意见》,在教材建设过程中,教育部鼓励编写、出版适应不同类型高等学校教学需要的不同风格和特色的教材;积极推进高等学校与行业合作编写教材;鼓励编写和出版不同载体和不同形式的教材,包括纸质教材和数字化教材。2012 年教育部制定的新本科专业目录中,将医学检验专业更名为医学检验技术专业,学制由五年改为四年。

为了更好地适应医学检验技术专业的教学发展和需求,体现最新的教学理念和特色,在认真、广泛调研的基础上,在医学检验技术专业教学指导委员会相关领导和专家的指导和支持下,华中科技大学出版社组织了全国 40 多所医药院校的 200 多位老师参加了本套教材的编写。本套教材由国家级重点学科的教学团队引领,副教授及以上职称的老师占 80%,教龄在 20 年以上的老师占 72%。教材编写过程中,全体参编人员进行了充分的研讨,各参编单位高度重视并大力支持教材的编写工作,各主编及参编人员付出了辛勤的劳动,确保了本套教材的编写质量。

本套教材着重突出以下特点:

(1) 教材定位准确,体现最新教学理念,反映最新教学成果。紧密联系最新的教学大纲和临床实践,注重基础理论和临床实践相结合,体现高素质复合型人才培养的要求。

(2) 适应新世纪医学教育模式的要求,注重学生的临床实践技能、初步科研能力和创新能力的培养。突出实用性和针对性,以临床应用为导向,同时反映相关学科的前沿知识和发展趋势。

(3) 以问题为导向,导入临床案例。通过案例与提问激发学生学习的热情,以学生为中心,以利于学生主动学习。

(4) 纸质与数字融合发展。全套教材采用全新编写模式,以扫描二维码形式帮助老师及学生在移动终端共享优质配套网络资源,通过使用华中科技大学出版社数字化教学资源平台将移动互联、网络增值、慕课等新的教学理念和学习方式融入教材建设中,开发多媒体教材、数字化教材等新媒体教材形式。

本套教材得到了教育部高等学校医学技术类教学指导委员会和中国医师协会检验医师分会相关领导和专家,以及各院校的大力支持与高度关注,我们衷心希望这套教材能为高等医药院校医学检验技术教学及人才培养做出应有的贡献。我们也相信这套教材在使用过程中,通过教学实践的检验和实际问题的解决,能不断得到改进、完善和提高。

普通高等学校"十四五"规划医学检验技术专业特色教材

建设指导委员会

前　言

QIANYAN

　　医学检验仪器学是医学检验技术专业的主要专业课程之一,其任务是培养学生掌握医学检验常用仪器的工作原理和应用,熟悉仪器的主要结构和性能特点,熟悉规范的仪器操作、管理及日常维护与保养。

　　本教材作为《医学检验仪器学》的配套实验教材,在第一版的基础上进行了修订,增加、删减并完善了部分实验项目。实验项目的编写设计原则是以临床基本检验设备和仪器的使用为出发点以突出其实用性,以检验仪器的规范操作程序和行业标准规范为参考以体现其可操作性和规范性。内容主要包括临床常用检验设备、临床血液检验仪器、临床尿液检验仪器、临床生化检验仪器、临床免疫检验仪器、临床微生物检验仪器、临床分子生物学检验仪器等仪器设备的操作、性能评价及维护保养有关的常用实验。每个实验从实验目的、实验器材、实验原理、仪器描述、实验步骤、数据记录与处理、注意事项等方面进行了详细阐述,以便学生掌握医学检验常用仪器的使用方法和各项基本操作技能。

　　本教材主要供高等院校医学检验技术及相关专业学生使用,也适合作为医学检验技术人员的参考用书。

　　参与本教材编写的 22 名编者是来自国内多所高校及附属医院的一线教师,他们以高度的责任感完成了相关的编写任务。但由于医学检验仪器种类繁多且发展迅速,行业标准不断规范,也限于编者水平,本实验指导难免存在疏漏与不足,敬请同行专家、使用本教材的师生及其他读者批评指正。

胡志坚　余蓉　龚道元

目 录

MULU

实验 1　普通光学显微镜的结构与使用

实验目的

（1）掌握普通光学显微镜的正确使用方法和保养措施。

（2）熟悉普通光学显微镜的基本原理、基本结构和性能参数。

实验器材

1. 仪器与耗材　普通光学显微镜、擦镜纸等。

2. 试剂与标本　香柏油；清洁液，可选择石油醚（或甲醇、乙醇）与乙醚混合液（比例为 7∶3）；瑞氏染色血涂片标本等。

实验原理

光学显微镜（optical microscope）是利用光学原理，把肉眼不能分辨的微小物体放大成像，以供人们观察物质细微结构的光学仪器。普通光学显微镜是由两组会聚透镜组成的光学折射成像系统。焦距较短，靠近被观察物体的透镜组为物镜（objective），而焦距较长，靠近眼睛的透镜组为目镜（eyepiece）。利用调焦系统将被观察物体调节到物镜前的物方焦点附近，物体经物镜放大后成一倒立实像于目镜焦点上或附近，该实像再经目镜二次放大，即在人眼的明视距离（25 cm）处获得一个倒立的虚像。显微镜总放大倍数为物镜放大倍数和目镜放大倍数的乘积。通过物镜转换器获得观察需要的物镜，以此来调节显微镜的总放大倍数。

仪器描述

普通光学显微镜采用可见光作为光源，分辨率最高可达 0.2 μm。分辨率与照明光波长和物镜的数值孔径（numerical aperture，NA）有关，降低照明光波长或提高数值孔径可提高显微镜的分辨率。数值孔径是衡量显微镜性能的重要参数，与放大倍数成正比，与分辨率成反比。当物镜的数值孔径恒定时，提高总放大倍数并不能提高分辨率，所以一般把显微镜的总放大倍数取为 500～1000 NA，称为有效放大倍数。放大倍数与视野、景深、工作距离成反比，增加会带来调焦、选择观测区域等方面的困难，需合理调节各个性能参数才能获得最佳观测效果。

光学显微镜由机械系统和光学系统两大部分组成。光学系统为显微镜最关键的部分，主要由成像构件（目镜、物镜）和照明构件（光源、滤光片、聚光器等）构成。机械系统的功能是将光学组件固定在精确的位置以保证成像光路，并且可以调节聚焦以呈现最清晰的物像，由镜臂、镜座、目镜筒、物镜转换器、载物台、调焦系统（粗调焦螺旋、细调焦螺旋）、聚光器支架、聚光镜垂直移动调节杆等组成。显微镜的基本结构见图 1-1。

实验步骤

1. 取镜安放　右手握住镜臂，左手平托镜座，保持镜体直立。将显微镜从镜柜中取出并轻轻

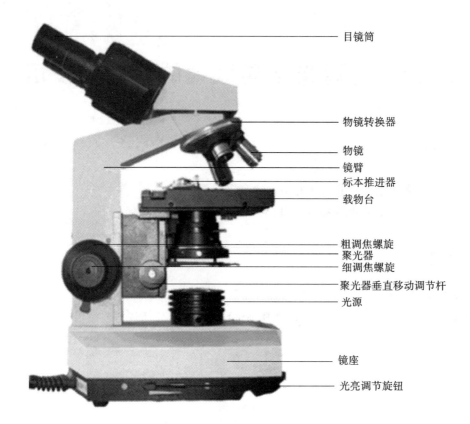

目镜筒

物镜转换器

物镜

镜臂

标本推进器

载物台

粗调焦螺旋

聚光器

细调焦螺旋

聚光器垂直移动调节杆

光源

镜座

光亮调节旋钮

图 1-1 普通光学显微镜的基本结构

放置于稳固、水平的桌面上。

2. 调节光源 接通电源,开启电源开关后,照明灯亮起,转动光亮调节旋钮以调节视野亮度。

3. 调节瞳间距 拉伸或收缩目镜,调节瞳间距以使双目镜的左右视野合并成一个视野。

4. 放置标本 将瑞氏染色血涂片放置在载物台上并使用标本夹将其固定。调节载物台移动旋钮将血涂片对准载物台中央小孔。血涂片有盖玻片的一面朝上。

5. 观察标本 一般情况下,应遵从低倍物镜→高倍物镜→油浸物镜的顺序观察,因为低倍物镜可获得较大视野,易发现目标及确定观察区域。同时由于同一套物镜满足齐焦的要求,大大方便了显微镜的操作。

(1)用低倍物镜进行观察:①转动物镜转换器,将 4 倍或 10 倍物镜移入光路;②从侧面观察,旋转粗调焦螺旋,将载物台升至最高位置,或血涂片与物镜底端间的距离小于该物镜的工作距离;③慢慢地转动粗调焦螺旋使载物台向下移动,直至在目镜中观察到物像;④旋转细调焦螺旋来精确对焦,直至物像清晰。

(2)用高倍物镜进行观察:转动物镜转换器,将高倍物镜(如 40 倍物镜)移入光路,旋转细调焦螺旋,直至物像清晰。

(3)用油浸物镜进行观察:①将聚光镜提升到最高位置,调节孔径光阑,使入射光亮度达到最强;②转动物镜转换器,将物镜移出光路,滴加 1 滴香柏油于血涂片待观察区域;③转动物镜转换器,将油浸物镜移入光路,使物镜与标本间充满香柏油(避免产生气泡),旋转细调焦螺旋,直至物像清晰。此时切勿使用粗调焦螺旋,以免压碎切片,损伤镜头。

6. 调节目镜屈光度 观察标本时,可根据左右视野的差异程度调节目镜上的屈光度调节环,以获得高质量的物像。①在 40 倍物镜下观察到清晰的物像后,切换回 4 倍或 10 倍物镜,用右眼通过右侧目镜进行观察,旋转右侧目镜上的屈光度调节环进行对焦;②用左眼通过左侧目镜进行观察,旋转左侧目镜上的屈光度调节环进行对焦;③重复以上步骤两遍,直至物像清晰。

7. 调节聚光镜 通过聚光镜垂直移动调节杆移动聚光镜,先使其升至最高位置。通过目镜观察标本,同时慢慢降低聚光镜,直至视野背景的漫散射图像消失。

NOTE

8. 调节聚光器孔径光阑 将聚光器的孔径光阑调节到与光路中物镜相同放大倍数的水平。因为各物镜的数值孔径不同,所以每转换一次物镜都应该进行这种调节。

有些显微镜的聚光器只标有最大数值孔径,而没有具体的光圈数刻度。使用这种显微镜时可在标本聚焦后取下一个目镜,从镜筒中一边看视野,一边缩光圈,调节光圈的边缘与物镜边缘黑圈相切或略小于其边缘。

9. 观察和记录 仔细观察低倍、高倍和油浸物镜下图像的大小、形态特征、视野大小、镜像亮度、清晰度等。如需进行生物绘图,用铅笔连贯绘出观察到的图形,形态结构要准确,比例要正确,要求真实感、立体感强,精细而美观,图面整洁,不得有科学性错误。

10. 使用后的整理 ①转动光亮调节旋钮将照明灯调暗,关闭电源开关;②取下血涂片,用滴有清洁液的擦镜纸将镜头擦拭干净;③将物镜移出光路,转换成"八"字形;④拔下电源线。等视场透镜配件完全冷却下来后,用防尘布遮盖显微镜并将其轻轻放回镜柜。

数据记录与处理

在表 1-1 中记录用低倍物镜、高倍物镜和油浸物镜观察时,被观察对象在视野中的变化情况,同时注明放大倍数等参数。

表 1-1 观察对象在视野中的变化情况记录表

观察对象	物镜放大倍数	目镜放大倍数	总放大倍数	镜像大小	视野大小	与背景反差	镜像亮度	镜像清晰度

注意事项

(1) 搬动显微镜时应小心轻放,切忌震动和暴力,否则会造成光轴偏斜而影响观察,且光学透镜也容易损坏。切勿单手提着显微镜行走;勿握住调焦螺旋、目镜筒或载物台部分,这些部分很容易脱落并导致显微镜故障。

(2) 由于物镜的螺纹容易损伤,安装物镜时要特别小心,即先向左倒转一小段,凹凸双方吻合后再向右方旋转,不要转得太紧,轻轻拧到头,再稍紧即可。

(3) 应按照从低倍物镜到高倍物镜再到油浸物镜的顺序观察标本。

(4) 使用油浸物镜时,切记只能将载物台下移,不可上移,以免压碎样本、损坏物镜镜头。

(5) 油浸物镜使用结束后,应及时将镜头及其他粘有香柏油的部件完全清洁干净,否则香柏油在透镜表面凝结成硬膜,降低成像质量且不易清除。

(6) 不得用手或硬物直接接触光学透镜部分,如需擦拭,应严格按照厂家说明书要求进行操作。

(7) 不宜短时频繁开关显微镜,使用间隙应将光亮调节旋钮调至最小。

(8) 使用的盖玻片和载玻片不能过厚或过薄。标准的盖玻片为(0.17 ± 0.02)mm,载玻片为(1.10 ± 0.04)mm。过厚或过薄将会影响显微镜成像及观察。

(9) 注意防尘、防震、防晒、防潮。不使用显微镜时,用防尘罩将其覆盖,放置于干燥不易长霉的地方,镜箱内放置硅胶吸收潮气。如有条件,最好将物镜和目镜卸下,放置于含有干燥剂的干燥容器中。

NOTE

思考题

（1）用油浸物镜观察标本时应注意哪些问题？物镜与标本间填充的介质是什么？有什么作用？

（2）调节载物台移动旋钮，标本往右移动，镜像会往什么方向移动，为什么？

（3）试列表比较低倍物镜、高倍物镜及油浸物镜各方面的差异。为什么在使用高倍物镜及油浸物镜时应特别注意避免粗调焦螺旋的误操作？

（4）影响显微镜分辨率的因素有哪些？

（5）显微镜成像清晰度过低可能是什么原因？如何解决？

（6）当用高倍物镜观察湿标本时，哪种方法可以得到最大的分辨率和充分的对比度？

（谢婷婷）

实验 2　离心机的结构与常见故障排除

实验目的

(1) 掌握离心机的正确使用方法和维护。
(2) 熟悉离心机的工作原理、基本结构和基本概念。
(3) 熟悉离心机的常见故障及排除方法。

实验器材

1. 仪器与耗材　台式离心机、常用修理工具 1 套、试管等。
2. 试剂与标本　抗凝全血或细胞悬液、体液标本等。

实验原理

当离心机转子以一定的速度旋转时,位于旋转体中的各种颗粒均会受到一个辐射向外的离心力的作用。如果悬浮颗粒密度大于周围介质密度,颗粒朝向离开轴心的方向移动,发生沉降;反之,颗粒朝向轴心方向移动而发生漂浮。颗粒沉降速度与其所受到的离心力成正比,也受颗粒的性质和介质黏度的影响。当离心力、介质性质等离心条件固定时,颗粒的沉降速度只与颗粒的大小、形状和密度相关。

仪器描述

离心机是生物学和医学实验室必备仪器,根据转速可分为低速、高速、超速离心机;根据用途可分为制备型、分析型和制备分析两用型离心机;根据结构可分为台式、落地式、多管微量式、细胞涂片式离心机等。使用离心机前,需根据被沉淀或分离物质的性质和实验目的,正确选择离心方法和离心机。离心力随着转速和颗粒质量的提高而加大,而随着离心半径的减小而降低。颗粒的沉降速度不仅取决于其所受的离心力,也取决于颗粒的密度和半径、悬浮介质的密度和黏度以及颗粒偏离球体的程度。相对离心力(relative centrifugal force,RCF)是描述离心机运行状态的一个重要参数。尽管使用相对离心力更准确,但在说明离心条件时,低速离心通常以转子转速/分钟表示;而只在高速离心时,特别是在超速离心时,常用相对离心力表示。

离心机主要由机体部分、离心室和转头、驱动系统、控制系统和防护系统等组成。冷冻离心机配备制冷系统,超速离心机增设真空系统。驱动系统是离心机的核心部分,由电机、转轴、转速控制装置、转速保护装置、测速装置、定时器等组成。电机是离心机的"心脏",常用无刷变频调速电机。转子(又称为转头或离心转盘)按结构和用途可分为固定角转子、水平(吊桶式)转子、垂直转子、区带转子和连续流动转子等。离心机的基本结构见图 2-1。

实验步骤

(一) 了解普通离心机的结构

使用常用修理工具由外向内拆解离心机各部件,逐一了解离心机的主要构件。

NOTE

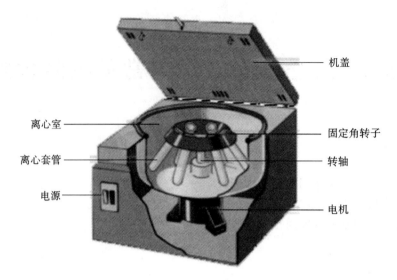

图 2-1　离心机结构示意图

（1）将离心套管从转子上取下来,观察各个管套内是否有沉积物,如有应将其清理干净。

（2）用工具拧松转子上的固定螺帽,将转子从转轴上卸下。

（3）用工具拆开离心机外壳和机盖,暴露转速控制装置、定时器、转轴及电机。

（4）了解多抽头变阻调速器或瓷盘可变电阻调速器的构造及变速原理。

（5）了解电机的构造及工作原理。

（6）将各部件由内向外组装起来,使离心机复原。

（二）离心机的使用

1. 机械控制面板离心机

（1）准备:使用前检查控制面板上各旋钮是否在规定的位置上,即电源关闭,调速旋钮及定时旋钮在"0"的位置。

（2）开机:将电源线连接至插座,打开电源开关。

（3）装载样品:每支试管中放置等量的样品,对称放入转子内,避免由于试管重量不均、放置位置不对称,而使离心机在运转过程中震动(必要时需先稳重平衡)。盖好有机玻璃盖。

（4）设定离心时间:旋转定时旋钮,设定所需离心时间。

（5）设定离心速度:旋转调速旋钮至所需离心速度,观察转速变化。

（6）结束离心:离心时间到后,必须先将调速旋钮转回"0"位,待停机后(转速为"0")方可取出试管。

2. 数字控制面板离心机

（1）开机:将电源线连接至插座,打开电源开关,离心机进入自检程序,显示屏显示离心室当前温度(如为制冷型离心机)、前一次运行时设定的参数,包括离心转速/相对离心力、时间、温度、加速度和制动曲线、转子型号等信息。

（2）熟悉离心机控制面板系统按键、编程按键的功能:了解数字显示屏上各数值表示的信息。①系统按键:包括"START"(启动)、"STOP"(停止)、"OPEN DOOR"(打开机盖)键等,用于启动或停止离心、解除腔盖连锁系统以打开离心机盖。②程序按键:用于设定运行参数,除"▲""▼"和"ENTER"(确认)键外,程序按键均位于相应数字显示屏的下面,包括"RPM"(离心转速)、"RCF"(相对离心力)、"ROTOR"(转子)、"TIME"(时间)、"TEMP"(温度)、"ACCEL"(加速)、"DECEL"(减速)键等。

（3）设置离心参数:当某设定参数键按下时,对应的数字显示屏闪烁,通过"▲""▼"键增大或减小数值,通过"ENTER"键确认。

（4）装载样品:同"机械控制面板离心机"。

（5）离心：选择"START"键启动离心程序，离心机加速至预设离心转速/相对离心力并开始计时。

（6）结束离心：待离心转速/相对离心力降为"0"时，显示屏显示离心结束信息，打开机盖取出试管。关闭电源。

（三）离心机常见故障及排除方法

离心机运行时，若出现震动、摇晃、啸叫等异常情况，应立即停止离心，检查原因。离心机常见故障及处理方法见表 2-1。

表 2-1 离心机常见故障及处理方法

故 障	原 因	处 理 方 法
无法打开离心机盖	转子仍在转动	等待转子停止转动
	断电	检查电源连接；检查设备电源保险丝
启动时摇晃	转子装载不对称，或转子负载严重不平衡	停止离心，对称装载转子，重启设备；检查转子内试管是否对称放置，且质量相等
	转子松动	确保转子固定在转轴上且固定螺丝已拧紧
	实验台面不稳固	将离心机放置在稳固、水平的台面上
离心机运行时噪声过大	转子负载不平衡	检查转子内试管是否对称放置，且质量相等
	离心室内有异物	检查是否有异物落入离心室
	转子松动	确保转子固定在转轴上且固定螺丝已拧紧
	电机故障	联系厂商工程师检修电机
电机不能运转	电源接触不良	检查电源连接；检查设备电源保险丝
	电路断路，电路板故障	联系厂商工程师检修电路、电路板
	离心机盖未正确关闭	检查离心机盖是否正确关闭
	调速器故障	拆开底盖，用万用表检修调速器
	电机故障	联系厂商工程师检修电机
转子不能达到设定速度	电压过低	联系厂商工程师检测线路电压
	电路故障	确保电源线连接牢固
	电机故障	联系厂商工程师检修电机

注意事项

（1）离心机应安放在稳固、水平的台面上，室内环境通风良好。

（2）开始离心前，确保转子固定在转轴上且固定螺丝已拧紧。

（3）设定的离心转速/相对离心力不能超过转子的最高允许范围和离心管的承受能力。

（4）离心机中试管的放置必须对称，即在与待离心试管轴对称的位置上同时放置相同、等质量的试管，以使离心机平衡，见图 2-2。

（5）将试管放进离心套管前，应检查离心套管中的橡胶垫是否摆放正确。如有橡胶垫遗失，离心机不能平衡，试管也容易破裂。

（6）离心过程中产生的热和振动会增加气溶胶的扩散，故离心时试管应盖紧盖子。

（7）启动离心后不要马上离开，应待转速/相对离心力达到设定值，观察未出现异常情况后再离开。若发现震动、摇晃、啸叫等异常情况，应立即停止离心，检查原因。

（8）转子正在旋转时，不能抬起或移动离心机，不能打开离心机盖或尝试解除腔盖连锁系统，不能在离心机上部放置物品；严禁用手将转子减速或停运。

NOTE

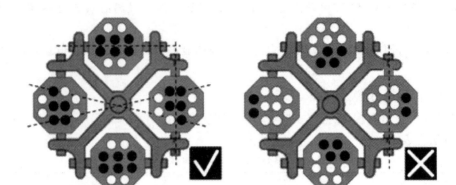

图 2-2 离心机转子负载的平衡

（9）当试管在离心套管中破裂时，必须及时清理离心套管和橡胶垫，以防残留的玻璃碴在以后的运行中造成破坏。

（10）离心结束时，须待离心机停止运转后才能打开盖子，以防气溶胶扩散或玻璃残渣从破碎的试管中飞出。

思考题

（1）离心机的主要结构包括哪几个部分？

（2）简述使用离心机的注意事项。

（谢婷婷　宫心鹏）

NOTE

实验 3　微量加样器的使用与校准

实验目的

(1) 掌握微量加样器的操作原理和正确使用方法。
(2) 掌握微量加样器的水称重校准法。
(3) 熟悉微量加样器的维护保养与使用注意事项。

实验器材

1. 仪器与耗材　不同规格的可调微量加样器(容量范围 $1\sim1000\ \mu L$);微量加样器配套吸液嘴;分度值为 0.00001 g 的精密分析天平;称量杯(5 mL、10 mL);试管及试管架;温度计(灵敏度 0.1 ℃);带统计功能的计算器等。

2. 试剂与标本　重蒸馏水等。

实验原理

微量加样器是根据"虎克定律"设计的,即在一定限度内弹簧伸展的长度与弹力成正比,其吸液体积与微量加样器内的弹簧伸展长度成正比。微量加样器的吸样量以微升为基本单位。为保证微量加样器加样的准确性,除掌握正确的使用方法外还必须对其进行定期的校准,通过校准实验结果来判断所检定微量加样器的准确性是否符合要求。校准的常用方法有高铁氰化钾法、水称重法、水银称重法等,前两种方法准确性较差,后一种方法准确性虽优于前两种,但操作麻烦,且水银易蒸发,对人体有害。我国国家计量部门推荐的微量加样器校准的方法为水称重法。

仪器描述

微量加样器主要部件包括按钮、套筒、弹射器、吸液嘴、连接螺帽等(图 3-1)。微量加样器按其工作原理分为空气垫微量加样器和活塞正移动微量加样器两类;按临床习惯又分为单通道微量加样器、多通道微量加样器、电子微量加样器和分配器等。空气垫微量加样器又称为活塞冲程微量加样器,空气垫的作用是将吸于塑料吸液嘴内的液体样本与活塞分隔开,空气垫通过微量加样器活塞的弹簧运动而移动,进而带动吸液嘴中的样本移动,加样体积一般为 1 μL~10 mL,适合于血清、血浆等普通样本的加样,在临床上最常使用。活塞正移动微量加样器的吸液嘴与空气垫微量加样器吸液嘴有所不同,其内含一个可与微量加样器耦合的活塞,这种吸液嘴一般由生产厂家配套生产,不能使用普通的吸液嘴或不同厂家的吸液嘴,适用于具有高挥发性、高黏稠度以及密度大于 2.0 g/cm^3 的液体或聚合酶链反应(PCR)。为防止气溶胶的产生,最好使用活塞正移动微量加样器。

实验步骤

(一) 微量加样器的使用

1. 选择一支量程合适的微量加样器　微量加样器只能在特定量程范围内准确移取液体,如超

NOTE

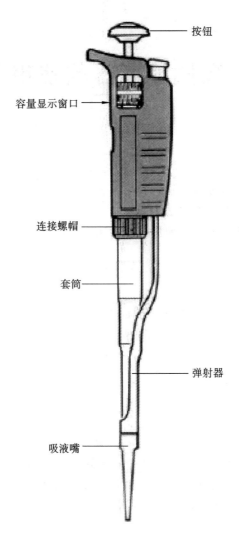

按钮

容量显示窗口

连接螺帽

套筒

弹射器

吸液嘴

图 3-1　微量加样器结构示意图

出最小或最大量程,会损坏微量加样器并导致计量不准。

2.设定容量值　转动微量加样器调节环或旋转按钮设置容量。

3.装套吸液嘴　选择合适的吸液嘴装在微量加样器套筒上,稍加扭转压紧,使吸液嘴套紧。

4.吸液　手握微量加样器,拇指按下按钮至第一停点,将微量加样器垂直浸入液面(吸液嘴浸入液面的深度要求见表 3-1),然后缓慢平稳地松开拇指,慢慢吸入液体。停留 1 s,然后将吸液嘴提离液面。用滤纸抹去吸液嘴外面可能黏附的液滴。小心勿触及吸液嘴口。

表 3-1　不同型号微量加样器吸液嘴浸入液面的深度

微量加样器的型号	浸入液面深度
P2 和 P10	≤1 mm
P20 和 P100	2～3 mm
P200 和 P1000	2～4 mm
P5000	3～6 mm
P10 mL	5～7 mm

注:P 表示微量加样器容量,P100 表示微量加样器容量为 100 μL。

5.放液　将吸液嘴口贴紧容器内壁并保持 10°～40°倾斜,平稳地把按钮压到第一停点,停 1～2 s,继续按压到第二停点,排出残余液体。松开按钮,同时提起微量加样器。

6.结束　按压吸液嘴弹射器除去吸液嘴(改用不同样本液体时必须更换吸液嘴)。

NOTE

（二）微量加样器的校准

1. 校准前的准备　所选用的吸液嘴应与待校准的微量加样器配套。在微量加样器套筒的下端，轻轻转动吸液嘴以保证微量加样器的密封性；并在完成几次吸液、排液过程后应没有挂水现象。多通道微量加样器的每支吸液嘴均应在校准检定前确认安装是否牢固。必要时进行气密性检测，方法是微量吸样器吸满液体后，手持垂直放置 15 s，检查吸液嘴的尖头有无漏液，如有则说明漏气。

2. 水称重法校准

（1）操作室要求：独立房间，显示温度和湿度的状态；温度控制：15～30 ℃（±0.5 ℃）；湿度控制：60％～90％；工作台面：防震、防尘、远离热源、无阳光直射。

（2）天平：0.00001 g 精密分析天平（小数点后 5 位），每年需进行校准。

（3）测试介质：重蒸馏水，每 4 h 更换一次，批次更换周期不大于 2 周。

（4）选定校准体积：①拟校准体积；②微量加样器标定体积的中间体积；③最小可调体积不小于拟校准体积的 10％。

（5）校准步骤：①将微量加样器调至拟校准体积，选择合适的吸液嘴，用微量加样器来回吸取蒸馏水 3 次；②将称量杯放入电子天平中，待天平显示稳定后，按下清零键使电子天平复零；③垂直握住微量加样器，将吸液嘴浸入适宜液面处，缓慢（1～2 s）地吸取蒸馏水；④将吸头离开液面，靠于管壁，擦干吸液嘴外部的液体（此时不能碰到流液口，以免吸液嘴内的液体被带走）；⑤将微量加样器以 45°角放入称量烧杯中，缓慢地将微量加样器压至第一挡，等 1～2 s 再压至第二挡，使吸头内液体完全排出；⑥记录此时天平显示的数值，同时测量并记录此时称量杯内蒸馏水的温度；⑦重复②～⑥步骤，再称量 5 次；⑧取 6 次测定值的均值作为最后微量加样器吸取蒸馏水的重量。

（6）数据处理：

①实际容量计算：将上述各种模式下所测得的质量值（m）、该温度时 $K(t)$ 的值（表 3-2），按式（3-1）求得被检定微量加样器在标准温度 20 ℃时的实际容量值。

$$V_{20} = m \cdot K(t) \tag{3-1}$$

②容量相对误差：用式（3-2）计算。

$$E = \frac{V - \overline{V}}{V} \times 100\% \tag{3-2}$$

式中：V 为标称容量（μL）；$\overline{V}$ 为 6 次测量的算术平均值（μL）。

③容量重复性：按式（3-3）计算。

$$S = \frac{1}{\overline{V}} \sqrt{\frac{\sum_{i=1}^{n} (V_i - \overline{V})^2}{n-1}} \times 100\% \tag{3-3}$$

式中：S 为容量重复性；n 为校准次数；V_i 为单次测量值；$\overline{V}$ 为 6 次测量的算术平均值。

表 3-2　**$K(t)$ 值表**　　　　　　　　　　　　　　　　　　（$\beta=0.00045$/℃）

水温/℃	$K(t)/(cm^3/g)$	水温/℃	$K(t)/(cm^3/g)$	水温/℃	$K(t)/(cm^3/g)$
15.0	1.004213	18.4	1.003261	21.8	1.002436
15.1	1.004183	18.5	1.003235	21.9	1.002414
15.2	1.004153	18.6	1.003209	22.0	1.002391
15.3	1.004123	18.7	1.003184	22.1	1.002369
15.4	1.004094	18.8	1.003158	22.2	1.002347
15.5	1.004064	18.9	1.003132	22.3	1.002325
15.6	1.004035	19.0	1.003107	22.4	1.002303
15.7	1.004006	19.1	1.003082	22.5	1.002281

NOTE

水温/℃	$K(t)/(\text{cm}^3/\text{g})$	水温/℃	$K(t)/(\text{cm}^3/\text{g})$	水温/℃	$K(t)/(\text{cm}^3/\text{g})$
15.8	1.003977	19.2	1.003056	22.6	1.002259
15.9	1.003948	19.3	1.003031	22.7	1.002238
16.0	1.003919	19.4	1.003006	22.8	1.002216
16.1	1.003890	19.5	1.002981	22.9	1.002195
16.2	1.003862	19.6	1.002956	23.0	1.002173
16.3	1.003833	19.7	1.002931	23.1	1.002152
16.4	1.003805	19.8	1.002907	23.2	1.002131
16.5	1.003777	19.9	1.002882	23.3	1.002110
16.6	1.003749	20.0	1.002858	23.4	1.002089
16.7	1.003721	20.1	1.002834	23.5	1.002068
16.8	1.003693	20.2	1.002809	23.6	1.002047
16.9	1.003665	20.3	1.002785	23.7	1.002026
17.0	1.003637	20.4	1.002761	23.8	1.002006
17.1	1.003610	20.5	1.002737	23.9	1.001985
17.2	1.003582	20.6	1.002714	24.0	1.001965
17.3	1.003555	20.7	1.002690	24.1	1.001945
17.4	1.003528	20.8	1.002666	24.2	1.001924
17.5	1.003501	20.9	1.002643	24.3	1.001904
17.6	1.003474	21.0	1.002619	24.4	1.001884
17.7	1.003447	21.1	1.002596	24.5	1.001864
17.8	1.003420	21.2	1.002573	24.6	1.001845
17.9	1.003393	21.3	1.002550	24.7	1.001825
18.0	1.003367	21.4	1.002527	24.8	1.001805
18.1	1.003340	21.5	1.002504	24.9	1.001786
18.2	1.003314	21.6	1.002481	25.0	1.001766
18.3	1.003288	21.7	1.002459		

注:β为被检定微量加样器的体胀系数。

（7）校准结果判断：检定点容量相对误差和重复性结果低于表3-3对应数值，即表示被检定微量加样器满足质量要求。如果检定点容量相对误差和重复性超出允许误差范围，则被检定微量加样器应按校准结果进行调校。

表3-3 微量加样器在标准温度 20 ℃时，其容量允许误差和重复性要求

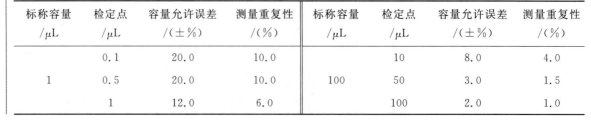

标称容量/μL	检定点/μL	容量允许误差/(±%)	测量重复性/(%)	标称容量/μL	检定点/μL	容量允许误差/(±%)	测量重复性/(%)
	0.1	20.0	10.0		10	8.0	4.0
1	0.5	20.0	10.0	100	50	3.0	1.5
	1	12.0	6.0		100	2.0	1.0

标称容量/μL	检定点/μL	容量允许误差/(±%)	测量重复性/(%)	标称容量/μL	检定点/μL	容量允许误差/(±%)	测量重复性/(%)
	0.2	20.0	10.0		20	4.0	2.0
2	1	12.0	6.0	200	100	2.0	1.0
	2	12.0	6.0		200	1.5	1.0
	0.5	20.0	10.0		25	4.0	2.0
5	1	12.0	6.0	250	125	2.0	1.0
	5	8.0	4.0		250	1.5	1.0
	1	12.0	6.0		50	3.0	1.5
10	5	8.0	4.0	300	150	2.0	1.0
	10	8.0	4.0		300	1.5	1.0
	2	12.0	6.0		100	2.0	1.0
20	10	8.0	4.0	1000	500	1.0	0.5
	20	4.0	2.0		1000	1.0	0.5
	2	12.0	6.0		500	1.0	0.5
25	10	8.0	4.0	5000	2500	0.5	0.2
	25	4.0	2.0		5000	0.6	0.2
	5	8.0	4.0		1000	1.0	0.5
40	20	4.0	2.0	10000	5000	0.6	0.2
	40	3.0	1.5		10000	0.6	0.2
	5	8.0	4.0				
50	25	4.0	2.0				
	50	3.0	1.5				

（三）微量加样器的维护保养

（1）微量加样器的内外部清洁。

①外壳的清洁：使用肥皂液、洗洁精或 60% 的异丙醇来擦洗，然后用重蒸水淋洗，晾干即可。

②内部的清洗：需要先将微量加样器下半部分拆卸开来（具体方法可参照说明书），拆卸下来的部件可以用上述溶液来清洁，重蒸水冲洗干净，晾干，然后在活塞表面用棉签涂上一层薄薄的硅酮油脂（起润滑作用）。

（2）微量加样器的消毒灭菌处理。

①高温高压灭菌处理：用灭菌袋、锡纸或牛皮纸等材料包装灭菌部件，在 121 ℃、100 kPa 条件下，灭菌 20 min，完毕后，在室温下完全晾干后，活塞上油，再组装。

②紫外线照射灭菌：整支微量加样器和其零部件可暴露于紫外线照射下，进行表面消毒。

（3）微量加样器每日用完后，应旋转到最大刻度，使弹簧恢复原形，有助于保持弹簧弹性。

（4）微量加样器不用时，应以直立方式保存于微量加样器架上，从而避免微量加样器平放于抽屉中时鼻尖部或活塞被折弯。

数据记录与处理

微量加样器校准实验结果记录见表 3-4。

NOTE

表 3-4 微量加样器校准实验结果记录表

微量加样器规格：　　　　　　　　　测定温度：　　　℃

检定点 /μL	序次	1	2	3	4	5	6	均值	重复性 /(%)	误差
	称量值/m									
	容量/μL									
	称量值/m									
	容量/μL									
	称量值/m									
	容量/μL									

校准结果判断：

注意事项

(1) 调节微量加样器吸取体积时,若要从大体积调为小体积,则按照正常的调节方法,逆时针旋转刻度调节旋钮即可,如果要从小体积调为大体积时,则可先顺时针旋转刻度调节旋钮至超过设定体积的刻度,再回调至设定体积,这样可以保证量取的最高精确度;在该过程中,千万不要将刻度调节旋钮旋出量程,否则会卡住内部机械装置而损坏微量加样器。

(2) 装配吸液嘴:正确操作是将移液端垂直插入吸液嘴,左右微微转动,上紧即可,不可用微量加样器反复撞击吸液嘴来上紧,这样会导致微量加样器的内部配件(如弹簧)因敲击产生的瞬时撞击力而变得松散,甚至会导致刻度调节旋钮卡住,严重情况下会将套筒折断。

(3) 操作时要慢且稳,吸液嘴浸入液体深度要合适,吸液过程尽量保持不变。

(4) 改吸不同液体、样品或试剂前要换吸液嘴;发现吸液嘴内有残液时必须更换。

(5) 吸取了强酸性溶液以及有腐蚀性蒸汽的溶液后,最好拆下套筒,用蒸馏水清洗活塞及密封圈。

(6) 量程≤1 μL 的微量加样器建议送有校准资质的计量单位校准,量程＞1 μL 的微量加样器可在实验室内用水称重法检测。

思考题

(1) 简述微量加样器的类型与特点。

(2) 简述微量加样器的正确操作要点。

(3) 微量加样器的校准方法有几种? 简要说明水称重校正法。

(4) 微量加样器使用过程中的注意事项有哪些?

(梁松鹤　胡志坚)

NOTE

实验 4 可见分光光度计的使用与检查调校

实验目的

（1）掌握可见分光光度计的使用原理和操作。

（2）熟悉可见分光光度计的波长精度与重复性、噪声和漂移、透射比示值误差与重复性和吸收池配套性检查的方法。

（3）了解可见分光光度计使用的注意事项和日常维护要点。

实验器材

1. 仪器与耗材 722 型分光光度计，镨钕滤光片（529 nm 及 808 nm），透射比标称值为 10％、20％、30％的光谱中性滤光片，吸收池（比色杯），铅笔，坐标纸等。

2. 试剂与标本 含 Cr 0.0300×10³ μg/mL 的 $K_2Cr_2O_7$ 溶液，蒸馏水等。

实验原理

光照射物质可发生折射、反射和透射，一部分光会被物质吸收。不同的物质会吸收不同波长的单色光，每种物质都有其特定的吸收光谱，可根据物质的吸收光谱来分析物质的结构、含量和纯度。当特征波长的单色光通过均匀溶液时，其吸光度与待测溶液的浓度及液层厚度的乘积成正比，此即朗伯-比尔定律。分光光度计的性能是决定仪器检测结果准确性的基本保证，分光光度计的检定和使用中应遵照中华人民共和国国家计量检定规程 JJG178—2007 进行。

仪器描述

722 型分光光度计由光源、单色器、吸收池、检测器和数据处理及显示系统等部分组成。光源为钨卤素灯，波长范围为 330～1000 nm。单色器中的色散元件为光栅，可分离出所需波长的单色光。722 型分光光度计能在可见光谱区域内对样品物质做定性和定量分析，其灵敏度、准确性和选择性都较高，因而在分析测试领域得到广泛应用。

实验步骤

（一）722 型分光光度计的使用

1. 预热仪器 将选择开关置于"T"（透射比）模式，打开电源开关，使仪器预热 20 min。为了防止光电管疲劳，预热仪器时和不测定时应将试样室盖打开，切断光路。

2. 选定波长 根据实验要求，转动波长手轮，调至所需的单色波长。

3. 固定灵敏度挡位 在能使空白溶液很好地调到 $T=100\%$ 的情况下，尽可能采用灵敏度较低的挡位。使用时，首先调到"1"挡，灵敏度不够时再逐渐升高。但换挡位改变后，须重新校正"0％"和"100％"。选好的灵敏度，实验过程中不要再变动。

4. 调节 $T=0\%$ 轻轻旋动"0％"旋钮，使数字显示为"00.0"（此时试样室是打开的）。

5. **调节 $T=100\%$**　将盛装蒸馏水(或空白溶液)的吸收池放入吸收池座架中的第一格内,并对准光路。把试样室盖轻轻盖上,调节透射比"100%"旋钮,使数字显示为"100.0"。

6. **吸光度测定**　选择开关置于"A"模式,将盛有待测溶液的吸收池放入吸收池座架中的其他格内,盖上试样室盖,轻轻拉动试样架拉手,使待测溶液进入光路,此时数字显示值即为该待测溶液的吸光度值。

7. **浓度的测定**　选择开关由"A"旋至"C"模式,将已标定浓度的样品放入光路,调节浓度旋钮,使数字显示为标定值。将被测样品放入光路,此时数字显示值即为该待测溶液的浓度值。

8. **关机**　实验完毕,切断电源,将吸收池取出洗净,倒扣于圆滤纸上晾干,放入吸收池盒,并将吸收池座架用软纸擦净。罩好防尘罩,清理实验台,填写仪器使用记录。

(二) 722型分光光度计的检查及调校

1. 仪器波长的检查

(1)粗检:用调"0"旋钮调节 $T=0\%$,在吸收池位置插入一块白色硬纸片,将波长调节器从 420 nm 向 720 nm 慢慢转动,记录各波长所对应的颜色并录入表 4-1 中,观察出口狭缝射出的光线颜色是否与波长所示颜色相符(见表 4-2 中各段波长所示颜色)。

表 4-1　波长准确度的粗检记录表

λ/nm						
颜色						
λ/nm						
颜色						
λ/nm						
颜色						

结果:颜色对照是否吻合。

结论:是否合格。

表 4-2　各段波长所示颜色对照表

λ/nm	颜　色
400~450	紫
450~480	蓝
480~490	绿蓝
490~500	蓝绿
500~560	绿
560~580	黄绿
580~600	黄
600~650	橙
650~760	红

(2)波长精度与重复性的检查:在波长标度上的波长标度值误差($\Delta\lambda$),应符合以下规定:波长范围 190~340 nm,$\Delta\lambda\leqslant\pm2$ nm;波长范围 340~900 nm,$\Delta\lambda\leqslant\pm6$ nm;波长范围 900~2600 nm,$\Delta\lambda\leqslant\pm6$ nm。波长重复性(δ_λ),应符合以下规定:波长范围 190~340 nm,$\delta_\lambda\leqslant\pm1$ nm;波长范围 340~900 nm,$\delta_\lambda\leqslant\pm3$ nm;波长范围 900~2600 nm,$\delta_\lambda\leqslant\pm3$ nm。或波长标度值误差与重复性符合仪器说明书的要求。

检验方法:使用仪器配备的标准镨钕滤光片(529 nm 及 808 nm),该片对不同波长的光的透光率不同。选取仪器透射比测试方式,在测量的波长点用空气作为空白,调整仪器透射比为 100%(0 A),插入挡光板调整透射比为 0%,然后将标准镨钕滤光片垂直置于样品光路中,读取标准镨钕滤光片的透射比,求出相应的透射比谷值波长 λ(波长标度值),连续测量 3 次。在分光光度计上测定其透光率-波长曲线,从曲线上找出镨钕滤光片的透光率峰值(数据记录于表 4-3 中)。

表 4-3　波长示值误差与重复性的检查记录表

项　　目	第 1 次	第 2 次	第 3 次	性 能 要 求	是 否 合 格
透光率(T)峰值				—	—
λ/nm				—	—
$\Delta\lambda=\bar{\lambda}-\lambda_s$					
$\delta_\lambda=\lambda_{max}-\lambda_{min}$					

波长误差:$\Delta\lambda=\bar{\lambda}-\lambda_s$($\bar{\lambda}$ 为 3 次测定的均值,λ_s 为波长标准值,λ_s 等于 529 nm 或 808 nm)。

波长重复性:$\delta_\lambda=\lambda_{max}-\lambda_{min}$($\lambda_{max}$、$\lambda_{min}$ 分别为三次测量波长的最大值和最小值)。

调校方法:吸收波长值若超出误差范围,则要卸下波长手轮,旋松波长刻度盘上的三个定位螺丝,将刻度指示调整至与镨钕滤光片特征吸收波长值一致,旋紧三个定位螺丝即可。

2. 噪声和漂移检查

(1)选取 500 nm 波长段作为噪声和漂移的测量波长。

(2)仪器扫描参数设定:时间扫描方式(或定波长扫描),光谱带宽 2 nm(固定光谱带宽的仪器不设),时间采样间隔(或积分时间)1 s,光度测量方式为透射比,记录范围为 99%～100%(非扫描仪器不设)。

(3)噪声检查:在测量波长处置参比光束与样品光束皆为空气空白,调整仪器的透射比为 100%,扫描 2 min,测量图谱上最大值与最小值之差(非扫描仪器记录 2 min 内最大值与最小值),即为仪器透射比 100%噪声。在样品光路中插入挡光板调整仪器透射比为 0%,扫描 2 min,测量图谱上最大值与最小值之差(非扫描仪器记录 2 min 内最大值与最小值),即为仪器透射比 0%噪声。要求透射比 0%噪声≤0.5%,透射比 100%噪声≤1%。

(4)漂移检查:按上述要求测量透射比 0%和 100%噪声后,波长置于 500 nm 处,扫描 30 min,读出扫描图谱包络线中心线的最大值与最小值之差,即为仪器的透射比 100%线漂移,要求漂移≤1%。结果记录于表 4-4 中。

表 4-4　噪声和漂移检查记录表

项　　目	透射比 0%	透射比 100%	漂移 30 min
测定值			
性能要求			
是否合格			

3. 透射比示值误差与重复性检查　用透射比标称值为 10%、20%、30%的光谱中性滤光片,分别在 440 nm、546 nm、635 nm 处,以空气为参比,测量透射比三次。要求透射比示值误差≤2%,透射比重复性≤1%。数据记录于表 4-5 中。

表 4-5　透射比示值误差与重复性检查记录表　　　　　　　　　　　　单位:%

波　　长	标 准 值	透射比测量值			平 均 值	误　　差	重 复 性
440 nm							
546 nm							

NOTE

波 长	标 准 值	透射比测量值	平 均 值	误 差	重 复 性
635 nm					

透射比示值误差：$\Delta T = \overline{T} - T_s$（$\overline{T}$ 为三次测定的均值，T_s 为透射比标准值）。

透射比重复性：$\delta_T = T_{max} - T_{min}$（$T_{max}$、$T_{min}$ 分别为三次测量透射比的最大值和最小值）。

4. 吸收池配套性检查 将波长固定在 440 nm，用含 Cr 0.0300×10^3 $\mu g/mL$ 的 $K_2Cr_2O_7$ 溶液分别注入仪器所附同一光径吸收池中，将其中一只推入光路中，调节透射比值至 95%（透射比值可选小于 100% 而又尽量大的任一值），然后将各吸收池一一推入光路，记录各吸收池同第一只吸收池之间的透光率差值（差值不大于 0.5% 才可配对或配套使用），结果记录于表 4-6 中。

表 4-6 吸收池配套性检查记录表   单位:%

项 目	1 号池	2 号池	3 号池	4 号池
波长 440 nm				
与 1 号池透光率差值	—			

（三）日常维护保养

（1）为确保仪器稳定工作，电源电压一定要稳定。

（2）为了避免仪器积灰和沾污，在停止工作的时间里，用防尘罩罩住仪器，同时在罩子内放置数袋防潮剂，以免灯室受潮、反射镜镜面发霉或沾污，影响仪器日后的工作。

（3）每次测定结束后都要用蒸馏水将吸收池清洗干净，干燥后保存。

数据记录与处理

将实验数据记录于表 4-1 至表 4-6 中。

注意事项

（1）开关试样室盖及拉动拉杆时动作要轻缓。

（2）使用吸收池时手指应拿磨砂玻璃面。

（3）不要在仪器上方倾倒测试样品，以免样品污染仪器表面，损坏仪器。

（4）一定要将吸收池外部所沾样品擦干净，才能放进吸收池座架进行测定。

（5）每次调整波长后，应重新调 $T = 0\%$ 和 $T = 100\%$。

（6）仪器工作数月或搬动后，要检查波长准确度，以确保仪器的正常使用和测定精度。

思考题

（1）实验中如何握持吸收池？

（2）简述 722 型分光光度计的使用步骤。

（3）简述可见分光光度计的检查与检定的主要技术指标。

（楚海荣　胡志坚）

实验 5　电阻抗型血细胞分析仪的维护保养及常见故障排除

实验目的

（1）掌握电阻抗型血细胞分析仪的维护和保养方法。

（2）掌握血细胞分析仪检测器小孔管的拆装方法及小孔管和内电极的清理方法。

（3）熟悉电阻抗型血细胞分析仪的基本结构。

实验器材

1. 仪器与耗材　电阻抗型血细胞分析仪，尼龙丝，丝绸布条，不起毛的薄纸，清洗瓶，洗耳球，小孔管专用毛刷，样品杯，250 mL 烧杯，带头皮针（拔去针头）的 20 mL 一次性注射器等。

2. 试剂与标本　血细胞分析仪配套稀释液，过滤或离心后的 10% 次氯酸钠溶液，中性洗涤液，重蒸馏水等。

实验原理

稀释后的红细胞、血小板和白细胞悬液在负压的控制下，分别经各自的通道进入电阻抗检测器计数微孔，引起电阻值瞬间增大，产生一个电压脉冲信号，脉冲的数量与细胞的数量成正比，脉冲的幅度与细胞的体积成正比。脉冲信号经放大、阈值调节、甄别、整形后，送入计数系统进行处理，得出被测细胞的体积及数量等信息，对红细胞和血小板根据体积进行区分并分别计数，并可在一定的条件下对白细胞进行计数，并按照体积大小对白细胞进行分群。

长时间使用仪器，血液中的蛋白质极易黏附在样品检测的管道中，并沉积在小孔管内，特别是微孔和内电极上，影响仪器检测的精密度和正确度。因此需要严格遵守仪器的维护保养程序，并定期对关键部件进行清理。蛋白质黏附严重时导致的检测小孔堵塞，是血细胞分析仪常见的故障，需要特别处理排除。

仪器描述

血细胞分析仪（blood cell analyzer，BCA）主要功能是对血液中不同细胞进行计数和分类计数、对血红蛋白含量进行测定等，并根据检测数据计算出相应细胞形态参数，从而实现对一定体积全血内血细胞异质性的分析。

血细胞分析仪主要由机械系统、电子系统、血细胞检测系统、血红蛋白测定系统、计算机控制系统以不同形式组合而构成。其中血细胞检测系统中的电阻抗检测单元主要由检测器、放大器、甄别器、阈值调节器、检测计数器和自动补偿装置组成。

检测器是电阻抗型血细胞分析仪的核心部件，由小孔管（个别仪器为微孔板片）、内外电极等组成（图 5-1）。仪器配有两个小孔管，一个小孔管的微孔直径约为 80 μm，用来测定红细胞和血小板；另一个小孔管的微孔直径约为 100 μm，用来测定白细胞总数及分群计数。外电极上安装有热敏电阻，用来监视补偿稀释液的温度，温度较高时会使其导电性增加，从而发出的脉冲信号较小。

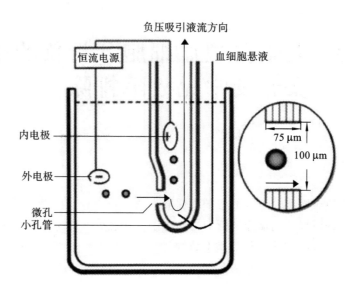

图 5-1　电阻抗检测器结构示意图

小孔管是测量红细胞、白细胞的换能装置,既精密、贵重,也是故障多发部件,是决定血细胞测量结果准确性的关键。但是由于蛋白质分子带负电荷,而内电极带正电荷,血液中的蛋白质极易黏附沉积在内电极上而影响仪器检测的精确度,时间长也极易黏附沉积在小孔管内壁上。因此,定期对内电极和小孔管进行清理,可保证仪器检测系统有良好的性能。

实验步骤

(一) 仪器管路的维护保养

管路系统保养的目的是保持管路内部的清洁,防止细微杂质引起的计数误差和工作故障。

1. 清洗比色池和定量装置　比色池和定量装置是测量血红蛋白的关键部件,应定期对其进行保养清洗。

取一干净样品杯,放入 20 mL 专用清洗液(其他清洗液可能会对小孔管外层金属铬有腐蚀性),将之置于样品台上,吸取清洗液并浸泡小孔管和外电极(血红蛋白吸管)。功能键置于白细胞一侧,按动几次计数开关,使比色池和定量装置内充满清洗液,然后关机停用。定量装置如被血液蛋白质污染,可用蛋白酶溶剂清洗。充分浸泡一段时间后,再开机将比色池用血细胞分析仪配套稀释液清洗干净。

2. 稀释桶与清洗瓶的使用　稀释桶要求一次性使用,避免污染。清洗瓶每次用完后,要用血细胞分析仪配套稀释液冲洗干净,方可倒入新的清洗液。稀释桶、清洗瓶和废液瓶的外部要经常擦拭以保持洁净。

3. 溶血剂和样品杯的保养　溶血剂要避免置于高温、潮湿环境,按保存期使用,否则可能污染管路,产生较大的计数误差。溶血剂包装瓶只能一次性使用。样品杯应保持清洁,避免灰尘落入。

(二) 小孔管和内电极的清理

当血细胞分析仪发生小孔堵塞后,首先采用仪器自身的冲洗程序来排除,如果堵塞严重不能冲洗干净,则需要卸下检测器,按如下步骤操作。

1. 准备工作　所有疏通用的器材需用中性洗涤液清洗,使用前用新鲜重蒸馏水冲洗 3 次,以免清理时将不洁物带入小孔管。

2. 拆卸小孔管　在仪器通电维持一定负压的情况下,拔掉给水管和清洗管,连续按压给水键和清洗键,排空管道中的液体,然后关闭电源,拆下仪器面板,暴露小孔管。谨慎松开安装杯,小心取下红细胞和白细胞小孔管。此步操作一定要小心,避免损坏微孔或内电极。

NOTE

3. 小孔管的清洗 用仪器厂家提供的专用工具和清洗液进行清洗。对较大的污物可用尼龙丝或不损伤小孔的软头发丝进行疏通；如无效,可在检测器内装入蒸馏水后用洗耳球或注射器从其顶端轻轻加压,使水从小孔射出冲走污物；对凝血块、纤维丝团、大颗粒灰尘所致严重堵死的小孔,清洗时要特别小心,否则会损伤小孔。这些方法如仍无效,则可用 10％次氯酸钠溶液浸泡,浸泡时间视堵塞情况而定,之后再按上述步骤清洗以排除堵塞。

4. 小孔管微孔的清理 用小孔管专用毛刷蘸取 5％次氯酸钠溶液涂在小孔管的微孔处,每个微孔涂该溶液清洗 1 min。沿顺、逆时针方向各轻轻旋转半分钟。清理完毕,在小孔管中注满蒸馏水,用洗耳球从其顶端加压,水从微孔射出,冲走脱落的脏物。按上述步骤将微孔清理完毕,若仍未见水射出,说明该微孔被堵死,一般为大颗粒灰尘、血凝块、棉花纤维团堵塞,清除方法同步骤 3。若该方法失败,说明微孔内的脏物与孔道内壁黏得很紧,通常是由变性的蛋白质长时间一点一点地沉积在孔道内而未及时清洗造成的。此时可用 5％的次氯酸钠溶液清洗,取 250 mL 烧杯一个,加该液 150 mL,再加该液至小孔管内 1/2 处,并将它浸泡在该溶液中 10 min 左右,取出小孔管,用洗耳球从其顶端加压,使该溶液从微孔射出,以疏通堵孔。

5. 内电极的清理 取下小孔管后内电极被暴露,用不起毛的薄纸蘸取未稀释的 10％次氯酸钠溶液轻轻擦净内电极条,须保持电极条平直不得折曲,避免损伤电极。

6. 小孔管的安装 用蒸馏水清理小孔管的最上部,用不起毛的薄纸擦干。安装前认真检查小孔管的最上部和安装小孔管的部位,确保无盐沉淀物和潮湿的情况。必要时用蒸馏水冲洗,再用不起毛的薄纸彻底擦干。把小孔管安装在插座上,使微孔正对操作者,上紧安装环。安装时,不得弯曲内电极、填充管或外电极,并注意两小孔管不得装错位置。不要忘记密封胶皮圈,到位后拧紧螺母,手感要适中,保证不漏气。

7. 安装后外部的冲洗 小孔管安装后,其外部可能黏附上了一些尘埃碎渣。用注射器抽取 20 mL 新鲜稀释液冲掉这些碎渣,反复数次,以减少本底计数。

8. 开机前检查 认真检查确认上述操作正确后,接通电源,重新开始日常启动步骤。

9. 开机后冲洗 把小孔管浸入盛有 20 mL 蒸馏水的样品杯中,按下重复计数键,用蒸馏水冲洗小孔管,再用盛有血细胞分析仪配套稀释液的样品杯以相同的方法冲洗 3～5 次,做空白计数 3 次,记录最后 1 次空白本底值。

10. 清理效果的检查 取下样品杯,按红细胞(或白细胞)反冲键反向冲洗红细胞(白细胞)微孔,检查小孔管清理是否合格。反冲时血细胞分析仪配套稀释液从小孔管微孔射出的水柱应为一直线,即与小孔管垂直。若稀释液流不直或歪斜,则说明清理不彻底,需按前述方法重新清理微孔。

数据记录及处理

将上述实验步骤的相关检测数据记录于表 5-1 中。

表 5-1 实验前后数据的比较

仪器品牌:	型号:	编号:	故障原因:		
仪器未处理前本底计数:	红细胞	白细胞		血小板	
处理后安装检查	两个小孔管安装位置是否颠倒:	是	否		
	红细胞微孔反冲时射出水柱是否呈直线:		是	否	
	白细胞微孔反冲时射出水柱是否呈直线:		是	否	
故障处理后本底计数:	红细胞	白细胞		血小板	
处理效果:					
维护者:	核对者:	时间:			

注意事项

（1）小孔管通常是在红宝石或蓝宝石上打一小孔，然后将其黏结或烧结在玻璃管或不锈钢管上制成的，为电阻抗型血细胞分析仪的贵重、精密部件，操作时应特别小心，禁用细金属丝或尖锐物疏通微孔，以防止伤及孔壁。

（2）拆卸小孔管时，须注意保持电极条平直不得折曲，以免导致电极条与连接线之间的焊接点脱落。

（3）安装小孔管时，不得弯曲内电极、填充管和外电极，并注意两小孔管不得装错位置，白细胞小孔管在其外表面标有"W"字样。

（4）电阻抗型血细胞分析仪小孔管和内电极清理频率，取决于日常维护和每天样本量的多少。一般每天 10～30 个标本，则每月一次；每天 31～50 个标本，则每两周一次；每天 51～100 个标本，则每周一次。

（5）此实验须在无风、清洁的室内进行，拆卸前须将双手彻底清洗以免污染仪器。安装完毕后需要用稀释液浸泡小孔管，防止灰尘对其再污染。

思考题

（1）为什么要定期对血细胞分析仪管路系统进行清理？其敏感部件有哪些？怎样清理？

（2）简述微孔堵死的常见原因及处理方法。

（3）如何验证小孔管和内电极是否被清理干净？

（4）为什么小孔管微孔完全堵塞时，禁用细金属丝或尖锐物疏通微孔？

（余　蓉　宫心鹏）

实验 6 血细胞分析仪的校准

实验目的

(1) 掌握血细胞分析仪的校准方法。

(2) 熟悉血细胞分析仪的操作。

(3) 熟悉仪器重复性和携带污染率的测定方法。

(4) 了解仪器校准结果的判断标准。

实验器材

1. 仪器与耗材 血细胞分析仪等。

2. 试剂与标本 配套试剂和校准物(或具有量值可溯源性已定值的新鲜全血),EDTA-K$_2$抗凝新鲜血液标本等。

实验原理

血细胞分析是临床常用的实验室检查项目之一,其结果准确与否直接影响对患者的诊断与治疗。血细胞分析仪的检测结果只有溯源至参考方法,才能保证结果的可比性和准确性。对血细胞分析仪进行校准是保证检测结果准确可靠的重要环节。在血细胞分析仪测定稳定性良好的前提下,使用有溯源性的校准物,按照国家卫健委颁布的《血细胞分析的校准指南》(WS/T 347—2011)相关规定,对血细胞分析仪进行校准,以达到纠正仪器系统误差的目的,保证血细胞分析仪检测结果的可溯源性、准确性及可比性。

下列情况需对血细胞分析仪进行校准:①新安装仪器投入使用前,或旧仪器重新启用前;②关键部件维修或更换后,可能对检测结果的准确性有影响时;③室内质量控制显示检测结果有漂移时(排除仪器故障和试剂的影响因素后);④比对结果超出允许范围时;⑤通常半年内仪器至少进行一次校准;⑥实验室认为需要进行校准的其他情况。

仪器描述

血细胞分析仪为集光机电为一体的检测设备,虽然各类型仪器的结构有所不同,但基本都可由机械系统、电子系统、血细胞检测系统、血红蛋白检测系统、计算机控制系统等以不同形式组合而构成。通常对血细胞分析仪的本底计数、精密度、携带污染率、准确度、线性范围等主要指标进行验证,以考查仪器的性能。

实验步骤

1. 仪器的准备 先用清洗剂对仪器内部各通道及测试室清理 30 min,确认仪器的本底计数、精密度、携带污染率和线性范围均符合仪器说明书标示的性能要求,方能进行仪器的校准。仪器性能的评价方法可参照厂家提供的说明书或者标准化机构推荐的指南文件进行。

(1) 本底计数合格：用稀释液作为样本在仪器上连续检测 3 次，3 次检测结果的最大值应在允许范围内。

(2) 精密度测定合格：任取一份健康人新鲜全血(非校准物)在待校准仪器上连续测定 11 次，分别计算第 2 次至第 11 次红细胞(RBC)、白细胞(WBC)、血红蛋白(Hb)、血细胞比容(HCT)、血小板(PLT)等 10 次结果的变异系数(CV)。

(3) 携带污染率测定合格：任取一份健康人较高值(接近正常参考区间上限)新鲜全血(非校准物)在待校准仪器上连续测定 3 次，得到高值 H_1、H_2、H_3；将该份样本用稀释液稀释 4 倍混匀得低值全血标本，再在待校准仪器上连续测定 3 次，得低值 L_1、L_2、L_3，按式(6-1)计算：

$$携带污染率 = \frac{|L_1 - L_3|}{|H_3 - L_3|} \times 100\% \tag{6-1}$$

2. 校准环境条件　环境温度应保持在 18～25 ℃。

3. 校准物的准备

(1) 使用制造商提供的配套校准物：①从冰箱内(2～8 ℃)取出两管校准物，在室温(18～25 ℃)下放置 15～30 min；②检查校准物是否超出有效期，是否变质或污染；③轻轻地将校准物上下反复颠倒混匀，并置于两手间慢慢搓动，使其充分混匀；④将两管校准物合在一起，混匀后再分装于两支管内(打开瓶塞时，应垫上纱布或软纸，使溅出的血液被吸收)。其中一管用于校准物的检测，另一管用于校准结果的验证。

(2) 使用新鲜血作为校准物：①用 EDTA-K$_2$ 真空采血管抽取健康人新鲜血 9 mL(要求其RBC、WBC、Hb、HCT、PLT 和红细胞平均体积(MCV)检测结果均在正常参考区间内)，血中抗凝剂的浓度为 1.5～2.2 mg/mL。将新鲜血混匀后分装于洁净、无菌、带塞的 3 支试管(或 5 mL 大小的试剂瓶)内，每管的血量约为 3 mL；②取其中一管，用标准检测系统或规范操作的检测系统连续测定 11 次，计算第 2 次至第 11 次检测结果的均值，以此值为新鲜血的定值；③其他两管新鲜血作为定值的校准物，用于仪器的校准及校准结果的验证。

4. 检测校准物　取上述校准物一管(瓶)，连续检测 11 次，第 1 次检测结果不用，以防止携带污染干扰。

5. 数据记录与处理　仪器若无自动校准功能，则将第 2 次至第 11 次的各项检测结果手工记录于工作表格中，计算均值(小数点后数字保留位数较日常报告结果多一位)。有自动校准功能的仪器可直接得出均值。

6. 核准结果判定　用上述均值与校准物的定值比较以判别是否需要调整仪器。

(1) 按式(6-2)计算各参数的均值与定值的相对偏差(不计正负号)，并填写在表 6-2 中。

$$相对偏差(\%) = \frac{(均值-定值)}{定值} \times 100\% \tag{6-2}$$

(2) 将计算好的相对偏差与表 6-1 中的标准数据进行比较。各参数均值与定值的差异全部等于或小于表中的第一列数值时，仪器不需要进行调整，记录检测数据即可；各参数均值与定值的差异大于表中的第二列数值时，需请维修人员核查原因并进行处理；各参数均值与定值的差异在表中第一列与第二列数值之间时，需对仪器进行调整，调整方法按说明书的要求进行。若仪器无自动校准功能，则将定值除以所测均值，求出校准前系数。将仪器原校准系数乘以校准前系数，即为校准后系数。将校准后系数输入仪器替换原来的系数。

校准后系数的计算公式见式(6-3)：

$$校准后系数 = 原校准系数 \times \frac{定值}{仪器均值} \tag{6-3}$$

表 6-1　血细胞分析仪校准的判定标准

参　　数	相对偏差/(%)	
	第一列	第二列
WBC	1.5	10
RBC	1.0	10
Hb	1.0	10
HCT	2.0	10
MCV	1.0	10
PLT	3.0	15

7. 校准结果判定　将用于校准验证的校准物充分混匀,在仪器上重复检测 11 次,去除第 1 次结果,计算第 2 次至第 11 次检测结果的均值,再次与表中的数值对照。若各参数的差异全部等于或小于第一列数值,证明校准合格。如达不到要求,须请维修人员进行检修。

数据记录与处理

将实验数据及数据处理结果记录于表 6-2 中。

表 6-2　血细胞分析仪校准的数据与处理记录表

仪器品牌:	型号:		编号:			
校准物来源:	性质:配套□　新鲜血□		批号:		有效期:	
项目	WBC	RBC	Hb	HCT	MCV	PLT
本底计数						
精密度(CV)						
携带污染率/(%)						
校准物定值(靶值)						
仪器测定校准物均值						
仪器相对偏差/(%)						
仪器校准前系数						
仪器校准后系数						
校准结果的验证值						
验证值的相对偏差/(%)						
校准结论						

校准者:　　　　　审核者:　　　　　　　　　　　　校准时间:　　年　　月　　日

注意事项

(1) 血细胞分析仪校准前必须先验证仪器的性能是否符合规定的要求。

(2) 血细胞分析仪测定新鲜血重复性良好,是进行仪器校准的先决条件。

(3) 对无配套校准物的仪器的校准最好使用有溯源性、准确定值的新鲜血,且应在 6 h 内使用,以保持校准物特性的稳定。

(4) 由于不同仪器的测定原理和校准物的特性不同,校准物的定值只适用于特定类型的血细胞分析仪,而对非配套仪器的校准结果较差,故校准物不能混用,要强调配套原则。

NOTE

（5）储血用的试管或试剂瓶必须硅化或使用塑料制品。

（6）由于血细胞分析仪配套校准物价格贵、不易保存、有效期短，且实验室内仪器种类型号较多，甚至一些血细胞分析仪无配套的校准物，而新鲜血校准具有成本低、适用性强的特点，故在临床广为使用，尤其适用于同一实验室多台不同型号血细胞分析仪的校准。

思考题

（1）哪些情况下需对血细胞分析仪进行校准？为什么？

（2）如何体现血细胞分析仪新鲜血校准的溯源性？

（3）全血质控品的定值能用于校准仪器吗？为什么？

（余　蓉　胡志坚）

实验 7　血细胞分析仪检测结果的比对

实验目的

(1) 掌握多台血细胞分析仪检测结果的比对方法。
(2) 熟悉血细胞分析仪结果比对的基本原理。
(3) 了解血细胞分析仪结果比对的注意事项。

实验器材

1. 仪器与耗材　血细胞分析仪两台(待评价仪器和参比仪器各一台)。

2. 试剂与标本　血细胞分析仪配套试剂和校准品;5 份 EDTA-K$_2$抗凝新鲜血液标本,分别含高、中、低含量的血细胞等。

实验原理

不同仪器(检测系统)检测结果比对的基本原理是方法比较实验,将比对仪器(待评价仪器)与参比仪器(准确度已知的仪器)做比对分析,得出比对仪器与参比仪器对应检测项目间的偏差,评价比对仪器检测结果与参比仪器的检测结果是否一致。如果比对仪器项目检测结果偏差不符合要求,则必须进行调校,目的是保证实验室内(间)不同检测系统结果的一致性。不同仪器检测结果比对的方法主要参考美国临床和实验室标准化协会(Clinical Laboratory Standards Institute,CLSI)颁布的 EP9-A2 文件和国际血液学标准化委员会(ICSH)文件,本实验采用临床实验室常用的分割样品简易比对方法。

仪器描述

同"血细胞分析仪的校准实验"。

实验步骤

1. 实验仪器的选择　选择一台本实验室内检测性能最好的血细胞分析仪作为参比仪器,该仪器使用配套的校准物定期校准,每天有质量控制系统监控,并参加室间质评活动,各项目均在可接受性能范围之内;另选一台性能稳定的血细胞分析仪作为比对仪器。

2. 样本准备　5 份 EDTA-K$_2$抗凝新鲜血液样本,包含高、中、低含量的血细胞。

3. 样本检测　5 份样本同时用两台血细胞分析仪按常规样本测定的方法,测定其各项参数,每份样本测定 2 次,求其均值。

4. 可接受性判断

(1) 项目单次测定结果可接受性判断:以美国临床实验室改进修正案(CLIA'88)可接受偏倚范围的 1/2 作为标准,判断待评价血细胞分析仪的偏倚情况是否符合要求。CLIA'88 允许偏倚范围见表 7-1。

表 7-1 血细胞分析仪 CLIA'88 中可接受范围(允许总偏倚)

项 目	可接受范围
白细胞(WBC)	靶值±15%
红细胞(RBC)	靶值±6%
血红蛋白(Hb)	靶值±7%
血细胞比容(HCT)	靶值±6%
血小板(PLT)	靶值±25%

(2)项目可接受性判断:5 份样本中 4 份以上样本的结果必须在规定的范围之内(PT≥80%)。

数据记录与处理

将实验数据及数据处理结果记录于表 7-2 中。

表 7-2 血细胞分析仪比对实验数据及数据处理结果记录表

比对仪器品牌及型号:　　　　　　　参比仪器品牌及型号:

比对项目	比对方法	可接受标准	样本号	参比仪器检测结果	比对仪器检测结果	偏倚	允许偏倚	是否可接受	PT
WBC	分割样本	7.5%	1						
			2						
			3						
			4						
			5						
RBC	分割样本	3.0%	1						
			2						
			3						
			4						
			5						
Hb	分割样本	3.5%	1						
			2						
			3						
			4						
			5						
HCT	分割样本	3.0%	1						
			2						
			3						
			4						
			5						

续表

比对项目	比对方法	可接受标准	样本号	参比仪器检测结果	比对仪器检测结果	偏倚	允许偏倚	是否可接受	PT
PLT	分割样本	12.5%	1						
			2						
			3						
			4						
			5						

操作者：　　　　　审核者：　　　　　　　　　　　　　　　　比对日期：　　年　　月　　日

注:1.参比仪器结果与比对仪器结果填写两次测定的平均值。

2.偏倚＝参比仪器结果－比对仪器结果；允许偏倚＝参比仪器结果×可接受标准；偏倚＜允许偏倚为可接受；PT＝$\frac{可接受结果数}{总结果数} \times 100\%$。

注意事项

（1）分割样品简易比对方法只能评价实验室内（间）不同检测仪器（系统）的一致性及检测误差,但不能评价其真实性。

（2）比对实验材料通常有患者标本、相关质控品及标准品。质控品的使用往往存在一定局限性,如价格昂贵、有一定使用期限、性质不稳定、容易变质等,且某些质控品与临床实际检测的标本存在一定的区别,不能完全反映标本的性质特点。使用患者标本,则具有如下特点:它不依赖于常规的质量控制体系,能较好地评价临床患者检测分析前的步骤,如标本采集、运输及处理等,不仅如此,它还可降低检测过程中的基质效应。当然,用于比对的患者标本在保存及实验室间运输等过程中,应注意保持其具有较好的稳定性,尽可能减少其额外变异。

思考题

（1）简述血细胞分析仪结果比对的主要方法。

（2）血细胞分析仪结果比对有什么意义？参比仪器有什么要求？

（3）血细胞分析仪结果比对时应注意哪些问题？

（余　蓉　胡志坚）

NOTE

实验8　血液凝固分析仪的性能检测

实验目的

(1) 掌握血液凝固分析仪的工作原理与性能检测方法。
(2) 熟悉血液凝固分析仪的正确使用方法。
(3) 了解血液凝固分析仪的维护保养与使用注意事项。

实验器材

1. 仪器与耗材　血液凝固分析仪,微量加样器等。
2. 试剂与标本　血液凝固分析仪配套试剂和校准品;新鲜枸橼酸钠抗凝血,包括正常样本、异常样本(高浓度样本、低浓度样本);纤维蛋白原(FIB)有证参考物质(CRM)或其他公认的参考物质、企业参考物质、企业标准品等。

实验原理

血液凝固分析方法有凝固法、底物显色法、免疫学法及干化学法,其中凝固法是目前常用的止凝血检测方法。

凝固法通过检测血浆在凝血激活剂作用下的一系列物理量(光、电、机械运动等)的变化,再由电子计算机分析所得数据并将之换算成最终结果,所以也可将其称作生物物理法。磁珠法是目前凝固法检测的常用方法。双磁路磁珠法的测试原理如下:测试杯的两侧有一组驱动线圈,它们产生恒定的交替电磁场,使测试杯内特制的去磁小钢珠保持等幅振荡运动。凝血激活剂加入后,随着纤维蛋白的产生并增多,血浆的黏稠度增加,小钢珠的运动振幅逐渐减弱,仪器根据另一组测量线圈感应到小钢珠运动的变化,当运动幅度衰减到50%时确定为凝固终点。

仪器描述

血液凝固分析仪的基本构成包括:样品传送及处理装置、试剂冷藏位,样品及试剂分配系统、检测系统,电子计算机、输出设备及附件等,检测系统是仪器的核心部件。不同品牌仪器的检测原理不同,常用的凝固法检测原理分为光学分析法和磁珠检测法。光学分析法采用散射比浊法或透射比浊法监测样本溶液中纤维蛋白凝块形成时的光信号变化;磁珠检测法则是通过测定在一定磁场强度下小钢珠的摆动幅度变化来确定血浆凝固点。

实验步骤

不同仪器的操作程序不同,应按照仪器使用说明书执行分析测试。按照中华人民共和国医药行业标准 YY/T 0659—2017《凝血分析仪》进行仪器的性能评价,包括通道差、携带污染率、测试速度、精密度、准确度、线性范围、连续工作时间等指标。

(一) 仪器准备与使用

1. 开机　按仪器使用说明书开机程序开机。

NOTE

2. 温度控制 检测位和温育位反应体系温度控制在(37±1.0)℃范围内;试剂冷却位温度≤20 ℃。

3. 预温 时间≤30 min,待机器完成自检后可以进行实验。

4. 检查消耗品

(1)准备反应杯:打开仪器盛装反应杯的盒子查看反应杯是否足量,不足时,需及时添加。

(2)准备试剂:按照仪器对试剂的要求,把每一测试项目所需的试剂准备好,放到仪器内相应位置,注意查看试剂的量和有效期。

(3)查看仪器的洗液瓶和废液瓶。

5. 准备标本 将样本离心好,放入样本架,再将样本架放到仪器进样器上。

6. 检测项目设置 按照仪器使用说明书操作,从工作菜单中选择相应的实验项目。

7. 检测 按照仪器使用说明书检测程序操作,完成检测。

8. 洗针 完成测试或测试一定数量的样本后,需要选定程序执行洗针操作。必要时,开机后先洗针再测试。

9. 关机 测试完成后,按照仪器使用说明书关机程序关机,切断电源。

(二)性能评价

1. 通道差

(1)半自动血液凝固分析仪可进行通道差评价。

(2)方法:在仪器的不同通道中连续测定同一正常标本PT(或APTT、TT、FIB)各3次。分别计算各通道测定值的算术平均值($\overline{X}_i$)及所有通道测定值的总算术平均值($X_{总}$),然后按式(8-1)计算通道差(R)。标准要求通道差≤10%。

$$R = \frac{(\overline{X}_{max} - \overline{X}_{min})}{X_{总}} \times 100\% \tag{8-1}$$

式中:R为通道差;$\overline{X}_{max}$为各通道测定值的算术平均值中最大者;$\overline{X}_{min}$为各通道测定值的算术平均值中最小者;$X_{总}$为所有通道测定值的总算术平均值。

2. 携带污染率 适用于评价全自动血液凝固分析仪。

(1)样品浓度的携带污染率:

方法:取一份FIB高浓度的临床样本,混合均匀后连续测定FIB 3次,再取一份FIB低浓度的临床样本,混合均匀后连续测定FIB 3次,按式(8-2)计算携带污染率(%)。标准要求FIB(g/L)携带污染率≤10%。

$$CR = \frac{|L_1 - L_3|}{|H_3 - L_3|} \times 100\% \tag{8-2}$$

式中:CR为携带污染率;L_1为低浓度临床样本的第1次测定值;L_3为低浓度临床样本的第3次测定值;H_3为高浓度临床样本的第3次测定值。

注意:高浓度样本的测定值应大于低浓度样本测定值的2倍。

(2)试剂间的携带污染率:包括FIB或TT对PT或APTT的携带污染率,本实验以FIB对PT的携带污染率为例。

方法:连续测定正常血浆PT 3次(j_1、j_2、j_3),立即连续测定原血浆FIB 3次,再次测定原血浆PT 1次(j_4)。根据式(8-3)计算试剂间的携带污染率(%)。要求FIB或TT对PT或APTT的携带污染率符合厂家标称水平。

$$CR = \frac{(j_1 + j_2 + j_3)/3 - j_4}{(j_1 + j_2 + j_3)/3} \times 100\% \tag{8-3}$$

式中:CR为携带污染率,j_1、j_2、j_3、j_4为正常血浆PT的测定值。

注意:(1)如果$(j_1 + j_2 + j_3)/3 - j_4 \leq 0$,则CR为0。

(2)血浆中FIB的浓度要求在3~4 g/L。

NOTE

31

3. 精密度

（1）采用血液凝固分析仪配套的试剂、校准品及相应的测定程序,用正常和异常样本对PT(或APTT、TT、FIB)重复测定10次。

（2）计算各项目的算术平均值($\overline{X}$)和标准差(s),并按式(8-4)计算变异系数(CV)。

$$CV = \frac{s}{\overline{X}} \times 100\% \qquad (8\text{-}4)$$

（3）血液凝固分析仪的精密度要求应符合表8-1、表8-2要求。

表 8-1　半自动血液凝固分析仪不同凝血实验测定项目的精密度要求

项目名称	CV	
	正常样本	异常样本
PT	≤5%(样本要求:11～14 s)	≤10%
APTT	≤5%(样本要求:25～37 s)	≤10%
TT	≤15%(样本要求:12～16 s)	≤20%
FIB	≤10%(样本要求:2～4 g/L)	≤20%

表 8-2　全自动血液凝固分析仪不同凝血实验测定项目的精密度要求

项目名称	CV	
	正常样本	异常样本
PT	≤3%(样本要求:11～14 s)	≤8%
APTT	≤4%(样本要求:25～37 s)	≤8%
TT	≤10%(样本要求:12～16 s)	≤15%
FIB	≤8%(样本要求:2～4 g/L)	≤15%

4. 准确度

（1）使用评价常规方法的FIB有证参考物质(CRM)或其他公认的参考物质、企业参考物质、企业标准品测定FIB 3次,测试结果标记为X_i。

（2）按式(8-5)分别计算相对偏差(B_i),如果3次结果都符合要求(不超过±10%),即判为合格。如果大于等于2次的结果不符合,即判为不合格。如果有1次结果不符合要求,则应重新测试20次,并分别按式(8-5)分别计算相对偏差,如果大于等于19次测试的结果符合相对偏差不超过±10%的要求,则准确度符合要求。

$$B_i = (X_i - T) \times 100\% \qquad (8\text{-}5)$$

5. 线性范围

（1）取1份FIB高浓度样本,用配套稀释液分别按100%、80%、60%、40%、20%、0%稀释为不同浓度的样本进行测试。

（2）将各浓度样本上机测定,每份样本测试3次,计算测量平均值。

（3）以稀释比例为自变量(X),以各样本的测量平均值为因变量(Y),进行线性回归,得到回归方程。由回归方程求出各稀释浓度点对应的理论值,计算测量平均值与理论值的偏差和相关系数(r)。

$$r = \frac{\sum (X - \overline{X})(Y - \overline{Y})}{\sqrt{\sum (X - \overline{X})^2 (Y - \overline{Y})^2}} \qquad (8\text{-}6)$$

式中:r为相关系数,$\overline{X}$为X的平均值,$\overline{Y}$为Y的平均值。

（4）测定FIB的线性范围应达到仪器标称的要求,$r \geqslant 0.980$;FIB的线性范围(0.7～2.0 g/L)内绝对偏差应不超过±0.2 g/L,FIB的线性范围(2.0～5.0 g/L)内相对偏差应不超过±10%。

NOTE

数据记录与处理

将血液凝固分析仪性能检测实验数据分别记录于表 8-3 至表 8-8 中。

表 8-3 血液凝固分析仪通道差检测实验数据记录

项　　目	PT 测试结果/s		$\overline{X}_i$	$\overline{X}_{总}$	R
通道 1					
通道 2					
通道 3					
通道 4					

表 8-4 血液凝固分析仪样品浓度的携带污染率检测实验数据记录

项　　目	H_1	H_2	H_3	L_1	L_2	L_3	CR
FIB							

表 8-5 血液凝固分析仪 FIB 对 PT 的携带污染率检测实验数据记录

PT/s				FIB/(g/L)			CR
j_1	j_2	j_3	j_4	X_1	X_2	X_3	

表 8-6 血液凝固分析仪精密度检测实验数据记录

测定项目	＿＿＿＿/s									$\overline{X}$	s	CV
正常样本												
异常样本												

表 8-7 血液凝固分析仪准确度检测实验数据记录

检测物质：	批号：		$T:/(g/L)$	
测定结果/(g/L)	$X_1:$	$X_2:$	$X_3:$	
相对偏差(B_i)				
结果判断				

表 8-8 血液凝固分析仪线性范围检测实验数据记录

样　　本	检验结果/(g/L)	$\overline{X}/(g/L)$	理论值/(g/L)	偏差	r
100%					
80%					
60%					
40%					
20%					
0%					

注意事项

（1）标本应按标准化操作采集于特定浓度的枸橼酸钠抗凝试管内。

NOTE

（2）严格控制标本分析前的离心与储存条件。

（3）实验室应具有保持仪器正常工作的条件。

①电源电压：(220±22) V；(50±1) Hz。

②环境温度：18～25 ℃。

③相对湿度：≤18％。

④大气压力：86.0～106.0 kPa。

（梁松鹤　胡志坚）

实验9　血小板聚集实验

实验目的

(1) 掌握血小板聚集实验的检测原理。
(2) 熟悉血小板聚集仪的操作、血小板聚集曲线评价和相关参数的临床应用。

实验器材

1. 仪器与耗材　血小板聚集仪、显微镜、细胞计数板、离心机、试管等。
2. 试剂与标本

(1) 109 mmol/L 枸橼酸钠溶液。

(2) Owen 缓冲液(OBS)：巴比妥钠 1.155 g、氯化钠 1.467 g 溶于 156 mL 蒸馏水中，加入 0.1 mol/L 盐酸 43 mL，调整 pH 为 7.35，加生理盐水至 1000 mL。

(3) 血小板聚集诱导剂：选择下面其中一种。①腺苷二磷酸(ADP)钠盐，用 OBS 配成 1.0 mmol/L 的 ADP 储存液，置于 −30 ℃保存，使用前于 37 ℃温热，用 OBS 稀释成 5 μmol/L、10 μmol/L、20 μmol/L、30 μmol/L 的工作液；②肾上腺素，采用注射用盐酸肾上腺素，用 OBS 稀释 10～1000 倍；③胶原，浓度为 1000 mg/L，储存于 4 ℃，用前充分摇匀，用 OBS 稀释成 3 mg/L 工作液(4 ℃可存放 1 周)；④瑞斯托霉素，每瓶 100 mg，加入生理盐水配制成 1.5 mg/L 的工作液，−30 ℃冰箱储存，使用前于 37 ℃融化，本试剂可反复冻融且不影响活性；⑤花生四烯酸，将花生四烯酸钠盐溶于 OBS 中，使其浓度为 10 mmol/L，随后分装在棕色安全瓶内，充氮气后封口，以防止花生四烯酸氧化，储存于 −40 ℃冰箱，使用前于 37 ℃融化。

实验原理

血小板聚集诱导剂可诱导血小板产生聚集，在富血小板血浆(PRP)中加入不同种类和不同浓度的诱导剂，由于血小板的聚集导致悬液浊度逐渐降低，透光度增加。仪器的光检测器接收反应杯中的光强度变化，经光信号转换、放大、传入数据处理系统，将透射光强度的变化绘制成血小板聚集的动态曲线。根据血小板聚集曲线可计算出不同斜率、时间的聚集百分率和最大聚集率等参数，用来分析血小板聚集能力。

仪器描述

血小板聚集功能检测常使用光学比浊法，仪器主要由反应系统、光学检测系统、信号处理系统和数据处理系统组成(图 9-1)。

反应系统主要包括样品槽、恒温控制和磁力搅拌三个部分；光学检测系统分为透射光检测和散射光检测单元，透射光检测装置的光接收器与样品杯、光源成 180°角，散射光检测装置的光接收器与样品杯、光源成 90°角；信号处理系统将检测到的电信号经过放大、甄别及波形处理后传输到数据处理系统；数据处理系统对接收的数据进行分析处理，得到血小板聚集的动态曲线和检测结果，直接打印或传输到实验室信息系统。

NOTE

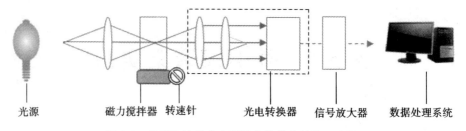

光源　　　　磁力搅拌器　转速针　　　光电转换器　信号放大器　数据处理系统

图 9-1　光学比浊法血小板聚集仪基本结构示意图

实验步骤

1. 样本准备

（1）采集枸橼酸钠抗凝血：样本用塑料注射器采集静脉血 4.5 mL，加入含有 0.5 mL 109 mmol/L 枸橼酸钠溶液的塑料试管中，充分混匀。

（2）制备富血小板血浆（PRP）：上述枸橼酸钠抗凝血于 160g 的相对离心力下（1000 r/min）离心 5 min，小心吸取上清液即为 PRP。

（3）制备贫血小板血浆（PPP）：将吸取 PRP 后剩余的血液以 3000 r/min 离心 20 min，上层较为透明的液体即为 PPP。计数 PPP 血小板数量，要求血小板数应小于 20×10^9/L。

（4）制备 250×10^9/L PRP：用计数板计数 PRP 血小板数量，用 PPP 调整 PRP 浓度为 250×10^9/L。

2. 测定

（1）开机与仪器自检：启动仪器电源后，仪器将自动进行检查、清洗。

（2）仪器预热：仪器自检程序完毕后，将血小板聚集仪预温 20 min，使聚集仪温度达到（37±1）℃。

（3）血浆预温：将待检者 PPP 和 PRP 0.3 mL 加入两只测定杯内，置于血小板聚集仪的温浴槽内预温 3 min。

（4）调零：将含 PPP 的测定杯置于血小板聚集仪的测定槽内，调零。

（5）检测：将含 PRP 的测定杯置于血小板聚集仪的测定槽内，并加入搅拌棒，调节吸光度为 100%。将 1/10 体积的血小板聚集诱导剂（30 μL）加入 PRP 中，同时开启记录按钮。观察并记录血小板聚集反应 5 min 左右，仪器自动绘制出血小板聚集曲线，并通过血小板聚集曲线换算出血小板最大聚集率和 5 min 有效解聚率等参数。

数据记录与处理

（1）打印血小板聚集曲线。

（2）记录检测结果，见表 9-1。

表 9-1　血小板聚集实验结果记录表

样本信息	患者姓名		性别		年龄	
	PRP 血小板数		PPP 血小板数			
仪器型号			血小板聚集剂			
结果	反应时间		血小板聚集率			
	60 s					
	180 s					
	300 s					
	最大聚集率					

注意事项

（1）接触血小板的玻璃器皿须硅化处理或使用塑料制品,否则可能有部分血小板提前活化和黏附,影响血小板聚集,导致结果偏差。

（2）采血前一周禁止服用阿司匹林、双嘧达莫、肝素、双香豆素、部分中草药(丹参、川芎、三七、银杏叶等)、避孕药物等抑制血小板聚集的药物以及摄入食品或饮品,如大蒜、咖啡、酒类等。

（3）钙是血小板活化的重要因素,而 EDTA 螯合 Ca^{2+} 作用强,影响血小板活化,故不能用 EDTA 作为抗凝剂。肝素本身有诱导血小板聚集作用,也不宜作为抗凝剂。

（4）采血前避免拍打采血部位;尽量收集第二管或之后采集的血样;避免抽血时出现溶血、气泡和凝血,任何微小的凝块都会影响测定结果;不可反复穿刺和混入气泡。

（5）若受检标本全血血小板数低于 $50 \times 10^9/L$,聚集反应不能真实反映血小板的功能。

（6）采血后,建议 2 h 内完成检测,不能超过 4 h 还未检测,放置过久会降低血小板聚集的强度和速度。

（7）实验时需调整 PRP 的血小板数达到 $(250 \pm 50) \times 10^9/L$,否则可致血小板聚集反应减弱。

思考题

（1）简述光学比浊法血小板聚集实验的原理。

（2）血小板聚集功能实验样本采集与处理应注意哪些问题?

（3）如何分析与评价血小板聚集曲线?

（胡志坚）

实验 10　尿液分析仪的使用与调校

实验目的

（1）掌握尿液分析仪的使用方法与校准技术。
（2）熟悉尿液分析仪的结构与工作原理。
（3）了解尿液分析仪的日常维护方法。

实验器材

1. 仪器与耗材　尿液分析仪；尿杯，10 mL 试管，吸水纸，滴管等。
2. 试剂与标本　尿液分析仪配套的试纸条；标准灰度带（质控试纸条）；新鲜尿液标本等。

实验原理

　　多联试剂带上各检测项目试剂模块与尿样中相应成分发生反应产生特异性颜色变化，颜色深浅与相应物质浓度成正比，反射测量试剂模块对敏感波长单色光的反射率，其大小与对应组分的浓度成反比，由此对尿液中各组分进行定性和半定量分析。另外，试纸条上还有一个"空白块"，用于消除尿液本身的颜色所引起的测试误差。

　　尿液分析仪一般由微电脑控制，采用球面积分仪接受双波长（测定波长与参考波长）反射光的方式测定试纸条上的颜色变化。光源扫描各模块产生的反射光，经球面积分仪的滤光片得到单色光，照射光电二极管转化为电信号。微处理系统结合参考系统将电信号校正为测定值，以定性或半定量方式打印输出结果。

仪器描述

　　尿液分析仪一般由机械系统、光学系统和电路系统三个部分组成。其结构见图 10-1。

　　机械系统包括传送装置、采样装置、加样装置和测量装置等，主要功能是将待检的试纸条传送到测试区，测试完成后将试纸条送到废物盒；光学系统一般包括光源、单色光处理器和光电转换装置三个部分，光线照射到试剂块表面产生反射光，不同强度的反射光再经光电转换器（件）转变为电信号进行处理；电路系统通常包括前置放大器、电子选择开关电路、电压/频率转换器、计数器和CPU 单元等，前置放大器将电信号进行放大，放大后的电信号经过电压/频率转换器处理转换成数字信号后送往计数电路予以计数。计数后的信号经数据线传输给 CPU 单元。CPU 将信号运算、处理后，将结果输出到屏幕显示或打印输出。

实验步骤

1. 开机
（1）确认仪器工作环境符合要求，环境温度 20～30 ℃，相对湿度不大于 85％；确认试纸条在有效期内并无受潮等现象。

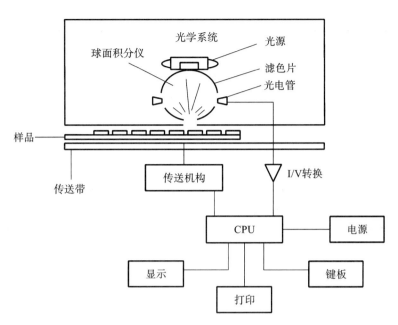

图 10-1 尿液分析仪结构示意图

（2）打开仪器电源，预热 5～10 min，仪器自动进入自检程序和进行空白检测。

2. 尿液分析仪的调校 启动质控程序，将仪器附带的质控试纸条放入检测台上，仪器开始进行质控测定，重复测定 3 次，数据记录于表 10-1。将结果与参考区间比较，符合要求后仪器即可进行标本测定，否则查找原因，重新调校。

3. 标本测定 按开始键，根据仪器显示屏上所显示的时间或蜂鸣声的指示，将试纸条的试剂端浸入尿样中 1～2 s（不同仪器要求不同，严格按照说明书进行），取出试纸条时将其下端紧贴尿杯内壁片刻以除去多余的尿液，或用吸水纸吸掉多余的尿液，将试纸条放到测量位，仪器进行自动检测并打印各项分析结果。

4. 关机 当工作台上所有的试纸条测试完毕，打印结果输出结束后，关闭仪器电源。

5. 维护保养 实验结束后，用清水或中性清洗剂清洁仪器表面；用清水或无腐蚀性的洗涤剂擦拭试纸条托盘（部分仪器的试纸条托盘是一次性的，应注意更换）；清空装废物（废水、废试纸条等）的装置，并清洗干净废液瓶或废物盒。最后罩上防尘罩。

数据记录与处理

尿液分析仪的调校结果记录于表 10-1，尿液标本测试结果记录于表 10-2。

表 10-1 尿液分析仪的调校结果记录

仪器品牌：	型号：	编号：			
质控试纸条：	批号：	效期：			
检测项目	参考区间	测试结果			备注
		第 1 次	第 2 次	第 3 次	
酸碱度（pH）					
尿蛋白质（PRO）					
尿葡萄糖（GLU）					
尿酮体（KET）					
尿隐血（BLD）					
尿胆红素（BIL）					

NOTE

检测项目	参考区间	测试结果			备注
		第 1 次	第 2 次	第 3 次	
尿胆原(URO)					
尿亚硝酸盐(NIT)					
尿白细胞(LEU)					
尿比重(SG)					
尿维生素 C(Vit C)					

表 10-2 尿液标本测试结果记录

样品来源：

检测项目	参考区间	测试结果	备注
酸碱度(pH)	5.0~8.0		
尿蛋白质(PRO)	阴性		
尿葡萄糖(GLU)	阴性		
尿酮体(KET)	阴性		
尿隐血(BLD)	阴性		
尿胆红素(BIL)	阴性		
尿胆原(URO)	正常		
尿亚硝酸盐(NIT)	阴性		
尿白细胞(LEU)	阴性		
尿比重(SG)	随机尿:1.003~1.030 晨尿:1.015~1.025		
尿维生素 C(Vit C)	阴性		

注意事项

（1）采用新鲜的尿液样本进行检测,在室温条件下,建议于 2 h 内完成检测。

（2）严格按照尿液分析仪操作规程进行操作,掌握好加样和测试时间。

（3）当试纸条托盘上有残留的液体时,应用吸水纸擦拭干净,以免影响下一个标本的检测结果,每次测试完毕后要清洗试纸条托盘与废液瓶。

（4）仪器的最佳工作温度为 20~25 ℃,尿液标本和试纸条也应维持在这个温度范围内。新采集的尿液标本等其降到室温后再浸入试纸条;试纸条从冰箱中取出后复温到室温后再进行测试,注意在其从低温升至室温前,不要打开试纸条的瓶盖,每次取用后立即盖上瓶盖,以防试纸条受潮变质。

（5）不同厂家生产的尿液分析仪有不同的专门配套的试纸条,其反应原理和制作方式有所差异,相应的反应时间、颜色变化和灵敏度等有所不同,故试纸条不能混用。

（6）新仪器安装或每次大维修后,必须对仪器的技术性能进行测试、评价和调校,以保证检验质量。应该对尿液分析仪及试剂带进行准确度评价。由于尿液分析仪是半定量仪器,对仪器及试纸条进行准确度评价至少应满足仪器制造商的规定,配制一定浓度的标准物,重复测定 3 次(严格按照说明书进行操作),评价其与标准物浓度的符合程度。

（7）试纸条干燥存放,避免高温、光照、受潮。

NOTE

（8）尿液分析仪应按照相关规则定期做质量控制。

思考题

（1）简述尿液分析仪的结构和测量原理。

（2）尿液分析仪在检测样品前为什么要用质控试纸条进行调校？

（3）如何做好尿液分析仪的维护保养？

（代 洪 胡志坚）

NOTE

实验 11　尿液分析试纸条结构与应用评价

实验目的

（1）掌握尿液分析试纸条的反应原理。
（2）掌握尿液分析试纸条的应用评价方法。
（3）熟悉尿液分析试纸条的结构和功能。

实验器材

1. 仪器与耗材　尿液分析仪（含配套的试纸条），分析天平，pH 计，密度仪，不同规格的容量瓶，不同规格的烧杯，10 mL 试管，质控试纸条，吸水纸等。

2. 试剂与标本

人工原尿：称取 20.0 g 尿素、10.0 g 氯化钠、1.0 g 肌酐、2.0 g 氯化钾、3.5 mg 食用色素柠檬黄，溶解后定容至 250.0 mL。

尿酸钠溶液：称取 0.75 g 尿酸钠，溶解后定容至 500.0 mL。

560.0 mmol/L 葡萄糖溶液：称取 25.2225 g 无水葡萄糖，溶解后定容至 250.0 mL。

10.0 mmol/L 亚硝酸钠水溶液：称取 0.3440 g 亚硝酸钠，溶解后定容至 500.0 mL。

2.0 mmol/L 胆红素溶液：称取 0.3750 g 胆红素，溶解后定容至 500.0 mL。

5.0 mmol/L 尿胆原溶液：称取 0.4850 g 尿胆原冻干粉，溶解后定容至 500.0 mL。

0.1 mol/L 维生素 C 溶液：称取 1.7610 g 维生素 C，溶解后定容至 100.0 mL。

缓冲液（pH 6.5）：取磷酸二氢钾 0.68 g，加 0.1 mol/L 氢氧化钠溶液 15.2 mL，溶解后定容至 100.0 mL。

空白溶液：取人工原尿 25.0 mL，尿酸钠溶液 18.0 mL，缓冲液约 20 mL，加入适量蒸馏水使其约为 90 mL，摇匀，然后用 pH 计测量溶液 pH，并用盐酸调节 pH 至 5.5，用氯化钠调比重至 1.005，用蒸馏水定容至 100.0 mL。

1 号工作标准溶液：称取牛血清白蛋白 0.2 g，8000 个/μL 白细胞溶液 5.0 mL，5000 个/μL 红细胞溶液 3.0 mL，560.0 mmol/L 葡萄糖溶液 5.0 mL，10.0 mmol/L 亚硝酸钠水溶液 3.0 mL，0.1 mol/L 维生素 C 溶液 10.0 mL，丙酮 0.1 mL，2.0 mmol/L 胆红素溶液 5.0 mL，5.0 mmol/L 尿胆原 5.0 mL，人工原尿 150.0 mL，尿酸钠溶液 90.0 mL，缓冲液 150.0 mL，0.1 mol/L 氢氧化钠溶液 50.0 mL，加适量蒸馏水使其约为 900 mL，摇匀，然后用 pH 计测量溶液 pH，并用 0.1 mol/L 氢氧化钠溶液调节 pH 至 6.5，用氯化钠调比重至 1.015，用蒸馏水定容至 1000.0 mL。

2 号工作标准溶液：称取牛血清白蛋白 2.0 g，8000 个/μL 白细胞溶液 25.0 mL，5000 个/μL 红细胞溶液 30.0 mL，560.0 mmol/L 葡萄糖溶液 75.0 mL，10.0 mmol/L 亚硝酸钠水溶液 10.0 mL，0.1 mol/L 维生素 C 溶液 40.0 mL，丙酮 0.6 mL，2.0 mmol/L 胆红素溶液 37.5 mL，5.0 mmol/L 尿胆原 20.0 mL，人工原尿 150.0 mL，尿酸钠溶液 90.0 mL，缓冲液 150.0 mL，0.1 mol/L 氢氧化钠溶液 50.0 mL，加适量蒸馏水使其约为 900 mL，摇匀，然后用 pH 计测量溶液 pH，并用 0.1 mol/L 氢氧化钠溶液调节 pH 至 7.5，用氯化钠调比重至 1.025，用蒸馏水定容至 1000.0 mL。

上述溶液配制中所用的试剂胆红素、尿胆原、牛血清白蛋白、白细胞、红细胞用已定值的标准品，其余均为分析纯。

NOTE

实验原理

1. 检测原理　尿液分析仪的基本原理是根据尿液中的被测成分与试剂带上相应的试剂块进行独立反应后产生颜色变化,而颜色的变化与尿液中各种成分的浓度成比例关系。尿液分析仪常用于尿液成分的定性和半定量分析。常见的 11 项试剂带上各试剂块与尿液发生反应的基本原理见表 11-1。

表 11-1　尿液分析试剂带检测基本原理

项　目	反 应 原 理
酸碱度(pH)	pH 指示剂法
尿蛋白质(PRO)	pH 指示剂蛋白质误差法
尿葡萄糖(GLU)	葡萄糖氧化酶-过氧化物法或铜还原法
尿酮体(KET)	亚硝基铁氰化钠法
尿隐血(BLD)	血红蛋白类过氧化物酶催化反应法
尿胆红素(BIL)	重氮反应法
尿胆原(URO)	Ehrlich 醛反应法或重氮反应法
尿亚硝酸盐(NIT)	重氮-偶联反应法
尿白细胞(LEU 或 WBC)	粒细胞酯酶反应法
尿比重(SG)	多聚电解质离子解离法
尿维生素 C(Vit C)	钼蓝法

2. 试剂带结构　尿液分析仪常用的多联试剂带,将多个检查项目的试剂块集成在一个试剂带上,浸入一次尿液可同时检测多个项目,有 8 项、9 项、10 项和 11 项等不同类型。多联试剂带采用多层膜结构,第一层为尼龙膜,起保护作用,防止大分子物质对反应的污染,并保证试剂带的完整性;第二层为绒制层,包括碘酸盐层和试剂层,碘酸盐层作为氧化剂可破坏还原性物质如维生素 C 等干扰,试剂层含有特定试剂成分,主要与尿液中所测物质发生化学反应,产生颜色变化;第三层是吸水层,可使尿液均匀快速地浸入,并能抑制尿液流到相邻反应区,避免交叉污染;最后一层选取尿液不浸润的塑料片作为支持体。另外,多联试剂带上还有一个空白块,又称补偿块,以消除尿液本底颜色所产生的测试误差;有的多联试剂带还带有一个位置参考块,每次测定前,检测头都会移到位置参考块进行自检,以消除试剂块位置偏差带来的测试误差。其结构如图 11-1 所示。

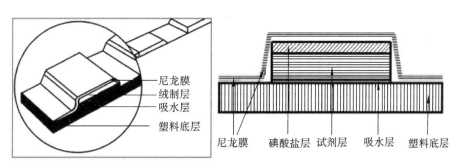

图 11-1　多联试纸带结构示意图

实验步骤

1. 开机　打开仪器电源,预热 5～10 min,仪器自动进入自检程序和进行空白检查。

2. 尿液分析仪的调校　启动质控程序,将仪器附带的质控试纸条放入试纸条托盘上,仪器开始进行质控测定,重复测定 3 次,将结果与参考区间比较,符合要求后仪器即可进行标本测定,否则查找原因,重新调校。

3. 空白溶液测定　按照仪器和试纸条的操作要求,取适量空白液倒入一试管中,将一试纸条浸入空白液中(所有试剂块全部浸入溶液中),2 s 后取出,沥干多余液体,将试纸条放入试纸条托盘上,仪器进行自动检测并打印各项结果,连续测量 20 次,记录测量结果,计算测定的平均值($\overline{X}$)、量级差(检测结果均值－空白溶液值)、标准差(SD)、变异系数(CV)并记录到表 11-2,进行准确度与重复性评价。

4. 低值标准溶液测定　取 1 号工作标准溶液,按照上述空白溶液测定方法连续测量 20 次,记录测量结果,将相应结果记录到表 11-3。

5. 高值标准溶液测定　取 2 号工作标准溶液,按照上述空白溶液测定方法连续测量 20 次,记录测量结果,将相应结果记录到表 11-4。

数据记录与处理

1. 结果记录　将测试结果分别记录于表 11-2、表 11-3 及表 11-4 中。

表 11-2　空白溶液测量结果准确度与重复性评价

仪器品牌:　　　　　　型号:　　　　　　编号:

试纸条:　　　　　　批号:　　　　　　效期:

检测项目	空白溶液	技术要求	$\overline{X}$	准确度评价	重复性评价	
				量级差	标准偏差(SD)	变异系数(CV)
SG	1.005	1.000～1.010				
pH	5.50	5.0～6.0				
WBC/(个/μL)	0.0	0				
NIT/(μmol/L)	0.0	0				
PRO/(g/L)	0.0	0				
GLU/(mmol/L)	0.0	0				
KET/(mmol/L)	0.0	0				
URO/(μmol/L)	0.0	≤3.4				
BIL/(μmol/L)	0.0	0				
RBC/(个/μL)	0.0	0				
Vit C/(mmol/L)	0.0	0				

注:个别仪器 GLU 结果显示为不大于 0.6 mmol/L。

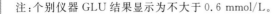

NOTE

表 11-3 1 号工作标准溶液测量结果准确度与重复性评价

仪器品牌:	型号:		编号:			
试纸条:	批号:		效期:			
检测项目	1 号标准溶液	技术要求	$\overline{X}$	准确度评价	重复性评价	
				量级差	标准偏差（SD）	变异系数（CV）
SG	1.015	1.010～1.020				
pH	6.50	6.0～7.0				
WBC/(个/μL)	40	5～70				
NIT/(μmol/L)	30	12～40				
PRO/(g/L)	0.2	0.0～0.3				
GLU/(mmol/L)	2.8	1.7～5.6				
KET/(mmol/L)	1.0	0.5～1.5				
URO/(μmol/L)	25	16～34				
BIL/(μmol/L)	10	3.3～17.1				
RBC/(个/μL)	15	5～25				
Vit C/(mmol/L)	1.0	0.6～1.4				

表 11-4 2 号工作标准溶液测量结果准确度与重复性评价

仪器品牌:	型号:		编号:			
试纸条:	批号:		效期:			
检测项目	2 号标准溶液	技术要求	$\overline{X}$	准确度评价	重复性评价	
				量级差	标准偏差（SD）	变异系数（CV）
SG	1.025	1.020～1.030				
pH	7.50	7.0～8.0				
WBC/(个/μL)	200	≥125				
NIT/(μmol/L)	100	50～150				
PRO/(g/L)	2.0	1.0～3.0				
GLU/(mmol/L)	42	28～56				
KET/(mmol/L)	6.0	3.9～8.0				
URO/(μmol/L)	100	66～131				
BIL/(μmol/L)	75	50～100				
RBC/(个/μL)	150	80～200				
Vit C/(mmol/L)	4.0	2.8～5.6				

2. 结果分析 判定检测准确度、重复性、检出限、分析特异性是否满足中华人民共和国医药行业标准 YY/T 0478—2011《尿液分析试纸条》的要求：①准确度：要求符合技术要求范围，常以量值差（检测结果均值－标准溶液定值）作为评价指标，检测结果与相应标准溶液定值相差不超过一个量级，不得出现反向相差。阳性参考溶液不得出现阴性结果，阴性参考溶液不得出现阳性结果。②重复性：检测结果的一致性不低于 90%（CV 值不超过 10%）。③检出限：对除比重和 pH 外各检测项目的第一个非阴性量级应能检出。④分析特异性：干扰物浓度对测试结果不产生干扰。

NOTE

注意事项

（1）配制 1 号与 2 号工作标准溶液时加入一定量的丙酮,有些仪器对丙酮不敏感,可改用乙酰乙酸;有些试剂也可用其他替代品,如尿胆原可用 2,5-二甲基吲哚代替。

（2）表 11-1、表 11-2 与表 11-3 中空白溶液或标准溶液的 SG 和 pH 两项指标是在 25 ℃的值。

（3）尿液分析仪的测定结果除 SG 和 pH 外,有些仪器用"neg"表示阴性,用"normal"表示正常。还有用其他单位(如 mg/dL、g/L)或仅能用"＋""－"表示结果的仪器,应查看该仪器的使用说明书,结合中华人民共和国国家计量技术规范 JJF 1129—2005《尿液分析仪校准规范》,找出所用的表示单位或相关符号与浓度的对应关系,然后评价其检查结果的准确性。

（4）根据说明书,个别仪器 2 号工作标准溶液 BIL 的测量结果可以落在 33～103 μmol/L 范围内,一些仪器的 NIT 仅有 N、P(或"＋""－")两挡。

（5）实验室内应防潮(相对湿度不大于 85%)、避光、防热(最好维持在 20～30 ℃)、无腐蚀性物品,通风好。

思考题

（1）简述尿液分析试纸条的结构和功能。
（2）尿液分析试纸条上各试剂块的反应原理是什么?
（3）简单评述尿液干化学分析法对尿液进行临床检验的优缺点。

（代　洪　胡志坚）

实验 12　自动生化分析仪参数设置

实验目的

(1) 掌握自动生化分析仪各项参数的基本含义。

(2) 熟悉自动生化分析仪各项参数的正确设置。

实验器材

1. 仪器与耗材　全自动生化分析仪等。

2. 试剂与标本　丙氨酸氨基转移酶(ALT)测定试剂盒等。

实验原理

自动生化分析仪的工作参数是仪器工作的指令,设置正确的参数才能控制仪器完成复杂的操作。目前大多数生化分析仪为开放式,在使用前根据试剂厂商的说明书和所用仪器的实际情况由用户自己设定正确的分析参数。自动生化分析仪的分析参数包括实验代码、实验名称、分析方法、反应温度、波长(主波长和副波长)、反应方向、样品量和试剂量(第一试剂量和第二试剂量)、总反应容量、分析时间(包括孵育时间、延迟时间、测定时间)、校正方式、线性范围、校准 K 值或理论 K 值、试剂空白吸光度范围、试剂空白速率(连续监测法中使用)、小数点位数、计量单位、参考范围等。

仪器描述

全自动生化分析仪是根据光电比色原理来测量血液或体液中某种特定化学成分的仪器,是检验医学中常用的重要分析仪器之一。全自动生化分析仪的结构主要包括加样系统、检测系统、清洗系统、计算机控制系统等(图 12-1)。加样系统包括轨道式或样品盘进样、试剂仓、加样及识别装置;检测系统包括光源、反应杯(比色杯)、分光装置、恒温装置、混匀装置;清洗系统中探针和搅拌棒一般采用激流式或瀑布式等方式自动冲洗;计算机控制系统具有标本、试剂的加注和识别,条形码的识别、恒温控制、冲洗控制、结果计算与打印、质控的监控、故障报警等功能。

实验步骤

(1) 不同仪器操作程序不同,应详细阅读仪器标准操作程序,按仪器标准操作程序进行参数设置。

(2) 按照丙氨酸氨基转移酶(ALT)测定试剂盒的说明书设置参数内容。

(3) 参数设置:

①实验项目代号:按仪器标准操作程序设置实验项目代号,一般是以数字1,2,3……顺序编号。

②实验名称:以英文缩写表示,即录入项目规范的英文缩写为"ALT"。

③分析方法:根据检测原理,在仪器分析方法一栏中选择,如一点终点法、二点终点法、速率 A 法、二点速率法等。

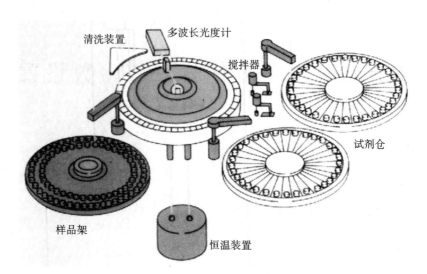

图 12-1　全自动生化分析仪基本结构

④反应温度:有的仪器有 37 ℃、30 ℃、25 ℃三种温度可选,目前一些大型的自动生化分析仪多固定为 37 ℃,温度变异<0.1 ℃。

⑤波长:有单波长和双波长。

单波长适用于测定体系中含有一种组分或在混合溶液中待测组分的吸收峰与其他共存物质的吸收波长无重叠的情况。

双波长主要指的是用两个不同波长检测,一为主波长,另一称为次波长或副波长。当被检溶液混浊或存在较大的干扰物质时会出现光散射和非特异性光吸收,从而影响测定结果的准确性,此时可用双波长或多波长测定,主、次波长吸光度之差代表反应所产生的实际吸光度的改变,从而提高了测定的准确度。

主波长的设置按试剂盒说明书中所提供的波长即可。副波长的选择原则有三:①干扰物的吸收波长为次波长。如己糖激酶法测定葡萄糖主波长为 340 nm,次波长可选 380 nm,因为血红蛋白在这两个波长的吸光度相同,对消除溶血的影响比较有效。②以显色剂(试剂空白)的吸收峰对应的波长为次波长。如双缩脲法测定总蛋白,主波长为 550 nm,次波长选择双缩脲试剂的吸收峰波长 660 nm 最恰当,可有效消除试剂空白的影响。③以吸收光谱曲线的"波谷"对应的波长为次波长。如应用 NADH 或 NADPH 的脱氢反应为指示反应的 ALT、AST、LDH、CK、BUN(酶法)等的测定,多选择波峰 340 nm 为主波长,波谷 405 nm 为次波长,这样主次波长间的光吸收差值最大,提高了测定的灵敏度。

⑥分析时间:分析时间包括孵育时间、延迟时间、测定时间等。生化反应的时间是某一项目所特有的,根据所采用的测定方法不同而异。速率法应为两个时间点,延迟(孵育)时间和测定(连续监测)时间,如 ALT 的反应延迟时间为 1 min,测定时间为 2 min(具体分析时间应根据试剂说明书、仪器说明书或自己实验观察所得,做出合理的选择和设置)。

⑦样品量及试剂量:根据试剂说明书来设定,可以按比例减少或增加样品量和各试剂量,使反应液总容量在仪器要求的范围内。样品体积/试剂体积的值大,则测定的灵敏度较高,反应线性范围较小;相反,其值小则检测的灵敏度较低(低浓度样品检测的精密度差),反应线性范围较大。特别应注意的是该值直接决定了酶学测定中计算因子(F 值)的大小,应该使 95% 的临床标本能够在反应线性范围之内。

⑧反应方向:根据试剂说明书、反应原理进行设定。随待测物浓度(活性)增加,吸光度上升就是正向反应;吸光度随反应的进行而下降就是负向反应。

⑨校准方式:根据试剂说明书校准方式要求,在仪器预制校准方式中选择二点校准、多点校准或非线性校准等。

NOTE

⑩校准品及校准周期:根据检测项目要求选择校准品的数量,通常要求选择两点或多点定标,同时要设置各点校准品的浓度值。

⑪线性范围:按照试剂说明书给定设置线性范围或用户根据线性验证后的数据自行设定线性范围。

⑫计量单位:选用法定计量单位,有 g/L、mg/L、mmol/L、μmol/L、U/L 等供选择,ALT 检测选择 U/L。

⑬参考区间:根据本实验已验证的参考区间,设置参考区间的下限和上限。

数据记录与处理

根据本实验所设参数,将设定的分析参数记录于表 12-1 中。

表 12-1 自动生化分析仪参数设定记录表

仪器品牌及型号:						时间:	年	月	日
实验代号	实验名称	分析方法	测定时间	孵育时间	延迟时间	主波长/nm	副波长/nm	反应方向	
样本量/μL	试剂Ⅰ量/μL	试剂Ⅱ量/μL	校准方式	校准品数量及位置	各校准品浓度值	计量单位	线性范围	参考区间	

注意事项

(1) 实验项目代号可由检验者任意编写数字来表示,一个实验项目只能有一个对应的代号。

(2) 目前使用校准 K 值为好(用酶活性校准品经校准操作后由分析仪自动计算得出的实际 K 值)。但必须有两个先决条件:

①必须使用配套的试剂。

②必须使用配套的有证校准品,且该校准品应具有溯源性。

(3) 仪器参数确定后,不得随意更改。

思考题

(1) 自动生化分析仪参数设置的主要内容有哪些?

(2) 自动生化分析仪参数设置的注意事项有哪些?

(张丽琴)

实验 13　自动生化分析仪的主要 性能指标评价

实验目的

(1) 掌握自动生化分析仪的主要性能评价指标。
(2) 熟悉自动生化分析仪主要性能评价的基本原理和方法。

实验器材

1. 仪器及耗材　全自动生化分析仪,仪器配套的样品杯等。

2. 试剂及标本　①临床生化的某些项目(K^+、ALT、GGT、TG、BUN、GLU、TP、AST、TBIL、ALB)试剂盒;②高浓度和低浓度新鲜血清样品、低值和高值(定值)质控品各一份;③生理盐水;④其他。

实验原理

全自动生化分析仪在应用于临床检验前除了正确设置参数外,还必须对它的性能进行实验评价。主要的性能评价指标有自动化程度、精密度、准确度、携带污染率、回收率、线性范围、干扰实验与其他仪器的相关性等。本实验项目评价精密度、携带污染率和回收率三项性能指标。

精密度分为批内精密度和批间精密度,将低值和高值质控品作为样本,通过当天多次重复测定某一项目,可计算得出该项目的批内精密度;每天测定某项目的低、高值质控品两次后求平均值,连续测定 20 天,可经计算得出该项目的批间精密度。携带污染率参照国际血液学标准化委员会(ICSH)推荐的方法进行测定。回收实验是取多个项目均为低值的一个临床血清样本,加入高值质控血清经重复测定求出回收率进行评价。

仪器描述

同"自动生化分析仪参数设置"实验。

实验步骤

(一) 准备工作

(1) 严格按照选定项目的试剂盒说明书及仪器要求,正确设置分析参数。

(2) 对仪器进行必要的维护保养,以使仪器处于最佳工作状态。

(3) 在测定项目之前要进行正常值和异常值两个浓度水平的质控测定,在控后方能进行项目的测定。

(二) 精密度、携带污染率和回收率的评价实验

1. 精密度实验　使用低值和高值质控品作为样品,当天测定本次实验选定的项目 20 次,计算均值($\overline{X}$)、标准差(s)和变异系数(CV),得出每个项目的批内精密度值。每天测定上述项目两次后

NOTE

50

求平均值,连续测定 20 天得 20 个数据,计算 $\overline{X}$、s、CV,得出各个项目的批间精密度值。与仪器生产商提供的 CV 值或 CLIA'88 管理项目要求的精密度进行比较,评价精密度实验结果。实验结果见表 13-1、表 13-2。

2. 携带污染率测定 取一份高值患者血清,对选定项目测量 3 次的结果记为 H_1、H_2、H_3,再取一份低值患者血清,测量 3 次的结果为 L_1、L_2、L_3。按式(13-1)计算各项目的携带污染率。记录见表 13-3。

$$携带污染率\% = \frac{|L_1 - L_3|}{|H_3 - L_3|} \times 100\% \tag{13-1}$$

3. 回收实验 取多个项目均为低值的一个患者血清,取 0.9 mL 的血清加 0.1 mL 的生理盐水作为基础样品;另取 0.9 mL 的血清加入 0.01 mL 的高值质控血清,再加入 0.09 mL 的生理盐水作为回收样品 I;再取 0.9 mL 的血清加入 0.06 mL 的高值质控血清,再加入 0.04 mL 的生理盐水作为回收样品 II;在 0.9 mL 的血清中加入 0.09 mL 的高值质控血清,再加入 0.01 mL 的生理盐水作为回收样品 III,各回收样品分别检测 K^+、ALT、GGT、TG、BUN、GLU、TP,并重复测定 2 次取其平均值,求出回收率。记录见表 13-4。

数据记录与处理

表 13-1 自动生化分析仪批内精密度实验结果($n=20$)

项 目	低值质控血清			高值质控血清		
	$\overline{X}$	s	CV/(%)	$\overline{X}$	s	CV/(%)
K^+/(mmol/L)						
ALT/(U/L)						
GGT/(U/L)						
TG/(mmol/L)						
BUN/(mmol/L)						
GLU/(mmol/L)						
TP/(g/L)						

仪器品牌及型号:　　　　　测试者:　　　　　测试时间:　　年　月　日

表 13-2 自动生化分析仪批间精密度实验结果(20 天)

项 目	低值质控血清			高值质控血清		
	$\overline{X}$	s	CV/(%)	$\overline{X}$	s	CV/(%)
K^+/(mmol/L)						
ALT/(U/L)						
GGT/(U/L)						
TG/(mmol/L)						
BUN/(mmol/L)						
GLU/(mmol/L)						
TP/(g/L)						

仪器品牌及型号:　　　　　测试者:　　　　　测试时间:　　年　月　日

注:判断标准为实验项目所得的 CV 值应小于仪器生产商提供的 CV 值,或按照 CLIA'88 管理项目要求,规定的批内精密度实验 CV 值<总允许误差的 1/4,批间精密度实验 CV 值<总允许误差的 1/3。

NOTE

表 13-3　携带污染率测定结果

项　目	高浓度血清			低浓度血清			样本携带污染率/(%)
	H_1	H_2	H_3	L_1	L_2	L_3	
AST/(U/L)							
ALB/(g/L)							
TBIL/(μmol/L)							

仪器品牌及型号：　　　　　测试者：　　　　　　　　测试时间：　　年　　月　　日

注：样本携带污染率越接近于 0.00，说明仪器越具有良好的冲洗功能，交叉污染率越低。

表 13-4　回收率评价结果

项　目	基础样品值	回收样品 I 加入量回收量 回收率/(%)	回收样品 II 加入量回收量 回收率/(%)	回收样品 III 加入量回收量 回收率/(%)	平均回收率/(%)
K^+/(mmol/L)					
ALT/(U/L)					
GGT/(U/L)					
TG/(mmol/L)					
BUN/(mmol/L)					
GLU/(mmol/L)					
TP/(g/L)					

仪器品牌及型号：　　　　　测试者：　　　　　　　　测试时间：　　年　　月　　日

注：一般检验方法要求回收率在 95%～105%，最为理想的回收率为 100%。

注意事项

(1) 在进行评价实验前，实验者应对仪器做维护和保养、定标、样品准备等操作。

(2) 实验者在操作仪器时需在老师指导下严格按照操作规程执行，具有高度的责任心。

(3) 精密度实验时，测定数据如出现离群值应分析原因，必要时重新测定并记录数据。

(4) 所用血清样品必须为新鲜人血清，须小心对待，防止污染。

(5) 实验结束后严格按照维护保养要求对自动生化分析仪进行必要的维护保养。

思考题

(1) 简述检测自动生化分析仪的性能评价指标的重要性。

(2) 自动生化分析仪主要性能评价指标有哪些？请简要说明。

(3) 如何评价自动生化分析仪的精密度、携带污染率和回收率？评价时的注意事项有哪些？

(张丽琴　李云慧)

实验 14 自动生化分析仪的波长验证

实验目的

(1) 掌握自动生化分析仪波长验证的基本原理和操作方法。
(2) 熟悉自动生化分析仪波长验证的意义。

实验器材

1. **仪器与耗材** 自动生化分析仪等。
2. **试剂与样本** 葡萄糖试剂盒(己糖激酶法),葡萄糖标准液(浓度为 11.1 mmol/L)等。

实验原理

自动生化分析仪广泛应用于临床实验室,其工作波长的准确性和检验结果的准确性密切相关。由于仪器长途运输或使用日久可致波长产生误差,故对其波长进行检测验证是非常有必要的。

340 nm 是自动生化分析仪常用的工作波长之一,还原型辅酶 Ⅰ (NADH)或还原型辅酶 Ⅱ (NADPH)在该波长处有特异性吸收峰,其摩尔吸光系数(ε)为 6.22×10^3 L/(mol·cm)。在自动生化分析仪上测定已知浓度的 NADH 或 NADPH 溶液的吸光度值,计算其 ε,与已知 ε 进行比较,从而对自动生化分析仪的波长进行验证。目前 NADH/NADPH 标准品极少且配成溶液后稳定性差,并无可操作性。本实验使用己糖激酶法测定葡萄糖的方法代替,此方法测定葡萄糖时,在零级反应期 NADPH 的生成量和消耗的葡萄糖物质的量相等。葡萄糖的标准品反应一定时间终止,NADPH 生成的物质的量等于标准品的葡萄糖物质的量,以此计算 NADPH 的 ε,对自动生化分析仪 340 nm 波长的准确性进行评价。

仪器描述

同"自动生化分析仪参数设置"实验。

实验步骤

1. **实验准备** 对工作环境和仪器状态进行检查后开启自动生化分析仪,进行仪器的维护保养;检查光源灯并查看其值是否在要求的范围内;输入本实验所需的分析参数(反应波长 340 nm;反应类型为终点法;反应时间 10 min;样本和试剂比例参照试剂说明书等)。

2. **检测** 将葡萄糖标准液置于样品盘,重复测定 10 次,从自动生化分析仪查出其反应 10 min 时的吸光度值(A 值),记录并计算出平均吸光度值($\overline{A}$ 值)。

3. **计算摩尔吸光系数** 按式(14-1)和式(14-2)计算测定的摩尔吸光系数。

$$C_{\text{NADPH}} = \frac{C_{\text{GLU}} \times V_{\text{S}}}{V_{\text{t}}} \tag{14-1}$$

式中:C_{GLU} 为葡萄糖标准液浓度;V_{S} 为葡萄糖标准液使用体积;V_{t} 为测试时使用液体总体积。

$$摩尔吸光系数:\varepsilon_{测定}\left[L/(mol\cdot cm)\right]=\frac{\overline{A}}{b\times C_{NADPH}} \tag{14-2}$$

式中:b 为液层厚度。

4. 计算相对偏差 按式(14-3)计算得出相对偏差。

$$相对偏差=\frac{\varepsilon_{测定}-\varepsilon_{标准}}{\varepsilon_{标准}}\times100\% \tag{14-3}$$

式中:$\varepsilon_{测定}$ 为测定的摩尔吸光系数;$\varepsilon_{标准}$ 为标准摩尔吸光系数(6.22×10^3 L/(mol·cm))。

数据记录与处理

(1) 记录测定步骤,包括日期及过程。

(2) 将检测数据及数据分析结果记录于表 14-1 中。

表 14-1 **A 值和 $\overline{A}$ 值记录表**

仪器型号: 检测项目: 波长: nm

次数	1	2	3	4	5	6	7	8	9	10	$\overline{A}$ 值
A 值											

相对偏差: 检测结论:

(3) 根据公式计算得出测定的摩尔吸光系数,计算相对偏差。

(4) 评价测定结果,相对偏差≤3%为合格。

注意事项

(1) 使用自动生化分析仪进行检测前,要对仪器进行必要的维护保养。

(2) 己糖激酶法测定葡萄糖需选择高纯度、高质量的试剂,高纯度的葡萄糖标准液才能保证实验结果准确可靠。

(3) 重复测定 10 次标准品的 A 值,需计算其 CV,如 CV>5%,则需要重新测定,新数据的 CV 在 5%之内才可用于计算,以减少随机误差。

(4) 测定结果相对偏差超过 3%,应请厂家工程师对仪器进行光学系统检测和维护。

思考题

(1) 简述自动生化分析仪波长验证的意义。

(2) 简述自动生化分析仪波长验证的基本原理。

(3) 自动生化分析仪波长验证的注意事项主要有哪些?

(张丽琴)

实验 15　自动微生物鉴定及药敏分析系统的应用

实验目的

(1) 掌握自动微生物鉴定及药敏分析系统的基本结构及工作原理。
(2) 熟悉自动微生物鉴定及药敏分析系统的使用及质量控制。
(3) 了解自动微生物鉴定及药敏分析系统的维护及使用注意事项。

实验器材

1. 仪器与耗材　自动微生物鉴定及药敏分析系统等。
2. 试剂与标本　细菌鉴定卡、细菌药敏卡、质控标准菌株等。

实验原理

1. 微生物鉴定原理　微生物鉴定卡中含有几十种生化反应培养基,当微生物在培养基中代谢基质时导致 pH 的改变而使指示剂发生变化;同时微生物生长产生各种酶,可与相应的荧光标记底物发生反应,使荧光强度发生改变。仪器通过检测这些变化得到待检微生物的生化特征,自动与数据库内几千种菌株的生化参数进行比对分析,并自动计算得出最大相似度的鉴定结果。

2. 药敏分析系统工作原理　药敏分析系统使用药敏测试板(卡)进行测试。将抗生素微量稀释在条孔或条板中,加入菌悬液孵育后放入仪器或在仪器中直接孵育。仪器每隔一定时间自动测定细菌生长的浊度或测定培养基中荧光指示剂的强度或荧光原性物质的水解程度,观察细菌的生长情况,得出待检菌在各药物浓度的生长斜率,经回归分析得到最低抑菌浓度(MIC)值。

仪器描述

自动微生物鉴定及药敏分析系统主要由菌液比浊仪、检验信息录入工作站、全自动培养和分析仪以及配套的鉴定卡、药敏卡组成。全自动培养和分析仪设有自动化传送装置、菌液自动稀释装置及自动填充装置、培养和监测装置、数据管理系统(图 15-1)。

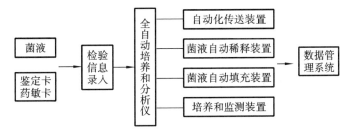

图 15-1　自动微生物鉴定及药敏分析系统结构图

1. 鉴定卡　常用的有革兰阴性杆菌鉴定卡(GN)、革兰阳性菌鉴定卡(GP)、苛养菌鉴定卡(NH)、酵母菌鉴定卡(YST)、厌氧菌鉴定卡(ANC)。

2. 药敏卡 常用的有革兰阴性菌药敏卡(AST-GN)、革兰阳性菌药敏卡(AST-GP)、真菌药敏卡(AST-YST)。

实验步骤

不同仪器的结构和操作程序不同,需按仪器标准操作规范(SOP)文件进行实验。本实验以VITEK2 COMPACT 自动微生物鉴定及药敏分析系统为例。

(一) 自动微生物鉴定及药敏分析系统的使用

1. 试剂准备 取洁净菌液管,加 3 mL 0.45% 的无菌盐水,将纯培养(表15-1)的待检菌配制成浓度为 0.50～0.63 McF 的菌悬液,将菌液管放入带芯片的专用试管架,在紧挨待检菌液管的位置放入一空的菌液管(供药敏试验用)。

表 15-1　VITEK2 COMPACT 自动微生物鉴定仪上机前的细菌培养要求

菌　　　种	菌悬液的浊度	卡片	培 养 要 求
革兰阴性杆菌	0.5～0.63 McF	GN AST-GN	培养基 TSAB/CBA/MAC,35～37 ℃,需氧,无 CO_2,培养 18～24 h
革兰阳性菌	0.5～0.63 McF	GP AST-GP	使用 TSAB/CBA 上的菌落,35～37 ℃需氧培养 18～24 h 链球菌:5%～10% CO_2;葡萄球菌:无 CO_2
酵母菌	1.8～2.2 McF	YST AST-YST	使用 SDA/TSAB/CHBA/CBA/TSA/CPS ID3,35～37 ℃需氧培养 18～72 h,无 CO_2
弯曲菌 其他苛养菌	2.7～3.3 McF	NH	弯曲菌:TSAB,35～37 ℃微需氧培养 18～24 h。其他苛养菌:CHOC,CHOC PVX,5%～10% CO_2,35～37 ℃需氧培养 18～24 h
厌氧菌 棒状杆菌	2.7～3.3 McF	ANC	棒状杆菌:使用 CBA/CAN/TSAB/TSAHB 上的菌落,35～37 ℃ CO_2,或非 CO_2,培养 18～24 h。厌氧菌:使用 CBA/CDC/BRU/CHBA/TSAB/TSAHB 上的菌落,35～37 ℃厌氧培养 18～72 h

注:TSA:胰酶大豆琼脂;TSAB:胰酶大豆琼脂+5%羊血;CBA:哥伦比亚羊血琼脂;CHBA:哥伦比亚马血琼脂;MAC:麦康凯琼脂;CPS ID 3:尿标本产色鉴定平板;SDA:沙保弱葡萄糖琼脂;CAN:哥伦比亚 CAN 琼脂+5%羊血;CDC:CDC 厌氧菌琼脂+5%羊血;BRU:布氏琼脂+5%羊血、血红素、维生素 K

用于药敏试验的菌悬液稀释如下:

AST-GN　3.0 mL 盐水+145 μL 0.5～0.63 McF 菌悬液

AST-GP　3.0 mL 盐水+280 μL 0.5～0.63 McF 菌悬液

AST-YST　3.0 mL 盐水+280 μL 1.8～2.2 McF 菌悬液

2. 信息工作站开机 打开检验信息录入工作站电源,仪器自检完毕后按 F2 键,仪器进入操作程序。将试管架放入工作站,芯片中的数据自动清零。

3. 信息录入 手工输入待检菌样品编号,扫描输入鉴定卡和药敏卡的 ID 号,将鉴定卡和药敏卡放入相应的槽位,进样管插入相应的菌液管中。取下试管架,关闭工作站电源。

4. 鉴定仪开机与参数设置 打开电源,仪器自检完毕后自动进入检测程序,按要求设定好参数。

5. 进样检测 指示灯为绿色长亮时,打开进样盖,将试管架放到传送舱上,关好进样盖。仪器自动检测并读取样品信息,自动完成稀释、进样、封口程序,并将卡片送入孵育监测单元。传送舱回到进样口,指示灯闪烁时,取出试管架。

6. 数据读取 由计算机控制的读数器定时对卡片进行扫描并读数,动态记录反应变化。一旦卡内的终点指示孔达到临界值,则表示整个实验已完成。

7. 结果报告 微生物鉴定及药敏分析完成后,检测数据自动传入数据管理系统进行计算分析,结果经人工确认后即可打印报告。

（二）鉴定结果

1. 鉴定卡结果 一般仅给出单一结果,无须进行补充实验,计算机主机 VITEK2 COMPACT 程序浏览结果时,可给出结果的可信度评估。单一良好结果可直接传输到数据库（LSN）和中文软件中,并长期存储。

2. 补充实验 如果给出两个及两个以上结果,仪器会做出提示或要求进行补充实验,请按注释进行补充实验,选择正确的鉴定结果,并将结果传输保存。

3. 特殊情况处理 不能鉴定或无法确定的结果,请查找原始分离平板,确认所分离细菌是否为纯培养,必要时重新分离并重新进行鉴定实验。

（三）药敏结果

1. 细菌名称录入 如果同时进行鉴定和药敏试验,细菌鉴定结果会自动加到药敏卡上;否则需手工添加细菌名称到药敏卡信息中。

2. 结果确认 如果有专家系统评语出现,则应按操作规程对药敏试验结果做适当的修改并确认最终结果。如果有浏览信息出现,应按程序处理浏览信息并确认最终结果。

3. 结果传输 上述步骤处理完毕,结果会自动传输到 LSN 中。

（四）质量控制

为了监测鉴定及判断药敏试验步骤的精密度和准确度,监测实验所用试剂和仪器的质量及监测进行实验的工作人员是否规范操作,必须要做每日质量控制和每周质量控制。建议先进行每日质量控制,直至针对每一个生化反应/细菌和抗生素/细菌组合,每 30 个结果中超出准确范围的少于 3 个,则可考虑转为每周质量控制。

1. 质控菌株的准备

（1）单菌落获取:在测试前应将质控菌株（表 15-2）在琼脂板上传 1～2 代后接种到相应培养基上以获得单个菌落。

表 15-2　质控参考菌株

测试卡的种类	推荐的质控参考菌株
GN	ATCC 700324 产酸克雷伯菌
GP	ATCC 29213 金黄色葡萄球菌、ATCC 43079 马链球菌兽瘟亚种
YST	ATCC 34449 假丝酵母菌、ATCC 204094 粘状毛孢子菌
NH	ATCC 9007 流感嗜血杆菌
ANC	ATCC 8482 普通拟杆菌、ATCC 13124 产气荚膜梭菌
AST-GN	ATCC 25922 大肠埃希菌、ATCC 27853 铜绿假单胞菌
AST-GP	ATCC 29212 粪肠球菌、ATCC 29213 金黄色葡萄球菌
AST-P533	ATCC 49619 肺炎链球菌

（2）菌悬液制备:按仪器推荐的菌悬液制备方法,将菌株进行培养或制成悬液以进行实验。

（3）质控菌液更换:只要 MIC 值没有发生由于方法错误造成的有意义的改变,质控培养物就可以一直用于监测实验的精密度和准确度。如果某意外结果提示该菌株的内在敏感性发生改变就应更换用于此质控的新培养物。

2. 新测试卡的质量控制操作

（1）对于每一新批号反应卡都需应用相应质控菌株检测生化反应和 MIC 结果。

（2）每一批号至少取一张测试卡进行质控以保证卡片的可靠性。

(3) 实验所用的全部材料和试剂批号必须记录并保存。

3. 比浊仪的质量控制操作　在自动化仪器分析中,比浊仪质量控制是操作步骤的重要一环。因此,在仪器第一次使用前及使用过程中每月应做一次质量控制检测。具体方法如下。

(1) 用擦镜纸将标准比浊管的表面擦拭干净。

(2) 按住比浊仪右边的调节钮,直到标准比浊管完全插入光学检测区。

(3) 松开调节钮,在 2 s 内将试管旋转 360°。

(4) 检查显示的读数是否在标准比浊管读数的基础上 +0.01(该误差值标注在标准比浊管的标签上)。

若 MCF(McFarland,麦氏浊度单位)值落在可接受范围之内,则比浊仪可用;若该值落在可接受范围之外,则必须重复步骤(1)至步骤(4)。若仍然不在可接受范围之内,请停止使用此比浊仪。

4. 确认质控误差原因　如质控结果和目标反应结果出现不一致,必须遵循以下步骤检查并纠正。

(1) 明显错误时,考虑:①是否错误使用质控标准菌株;②菌株/盐水(0.45% 盐水)是否污染;③盐水的 pH 及浓度是否在要求的范围内;④是否按照标准操作程序操作。

(2) 如无明显错误,检查步骤:①重复实验以纠正错误结果;②重新采用"每日质量控制"程序;③确认比浊仪功能是否正常,比浊仪是否超出校正周期;④所用试剂是否超出有效期,保存条件是否合格。注意:所有悬浮液开封后有效期为一个月。为避免污染,盐水分装器夜间必须置于冰箱(2～8 ℃)中,并且每月高温高压灭菌一次。

5. 日常维护保养

(1) 清洁废卡槽:打开废卡收集器舱口,取出废卡收集器,将所有卡片倒入废物处理槽,10% 漂白液清洗垃圾槽,放回舱内。

(2) 清洁填充舱:打开舱门,用 10% 漂白液清洁舱门。

(3) 清洁光学读头(在无测试卡的前提下):打开孵育器,拔出读数头,用擦镜纸清洁。

(4) 清洁孵育转盘测试卡架(有四组):清洗前,应确认卡架内没有待处理的测试卡。进入"卡架清洗程序",点击"继续",按仪器提示依次卸载四个测试卡架,并将孵育架进入盖盖回。消毒清洁并干燥孵育架(10% 漂白液清洗并浸泡 5 min,勿高温)后,重新放回读数孵育箱内,再次启动孵育架清洗程序,按程序提示依次装回所有卡架,盖好孵育架进入盖。

(5) 清洁载卡架:取下条形码,剩余舱体用 10% 漂白液清洗并浸泡 5 min,风干后装回条形码。

注意事项

(1) 如仪器为 24 h 开机设计,勿随意关闭电源。

(2) 培养仪的工作温度范围为(35±1.5) ℃,每日应定期对温度进行监测,并做好记录。

(3) 定期用标准比浊管对比浊仪进行校正,用 ATCC 标准菌株检测各种测试卡,并做好质控记录。

(4) 仪器出现故障时系统会自动报警提示用户,每种警告由错误代码和数字表示特定的故障,可查阅使用指南确定故障原因。

思考题

(1) 简述自动微生物鉴定及药敏分析系统的基本结构及功能。
(2) 简述自动微生物鉴定系统的工作原理。
(3) 简述药敏分析系统的工作原理。

(费　嫦　黄凤霞)

实验 16　酶标仪的操作与主要参数设定

实验目的

（1）掌握酶标仪的操作及各个参数的基本含义。
（2）熟悉酶标仪主要分析参数的正确设置方法。

实验器材

1. 仪器与耗材　酶标仪、96 孔微孔板若干、微量加样器等。
2. 试剂与标本　乙肝表面抗原检测试剂盒（含酶结合物，显色剂 A，显色剂 B，洗涤液、终止液等）。

实验原理

酶标仪实际上就是一台变相光电比色计或分光光度计，其基本工作原理与主要结构和光电比色计基本相同。酶标仪通过选择滤光片或调节光栅获得特定波长的光线，自动依次读取 96 孔微孔板上各样品孔的吸光度。酶标仪的工作参数是仪器工作的指令，设置正确的参数才能控制仪器完成复杂的操作。酶标仪应在使用前根据试剂的说明书和所用仪器的实际情况，由用户设定正确的分析参数。通常酶标仪的分析参数包括实验代号、实验名称、温度控制、振荡方式、测量方式（含测量波长模式及波长设置等）、读数模式、阈值设定等。

仪器描述

酶标仪主要采用分光光度分析或比色分析，在基本结构和工作原理上与分光光度计相似，主要包括光学系统、信号检测系统、机械控制系统、数据处理系统四个部分。光源发出的复合光，经过单色器（滤光片或光栅）分离出单色光，垂直通过微孔板，最终到达光电检测器。也有部分酶标仪采用后分光光路，光源发出的复合光直接垂直通过微孔板后，再通过单色器分光，到达光电检测器。光电检测器将光信号转变成电信号，最后显示、打印结果。酶标仪的微处理器可控制机械驱动机构实现 X、Y 轴方向的移动，改变微孔板滑槽的位置，变换检测各个微孔，保证每个微孔中的有色待测溶液被检测到。

实验步骤

（1）打开仪器电源，仪器自检结束后，进入待机状态。
（2）开启计算机。
（3）打开酶标仪专用程序。
（4）设置主要参数。
①波长：实验中波长的选择主要依赖于需要检测的样品。样品在不同的波长下，对光的吸收程

NOTE

度不同,通常将测量波长设置为待测物质的最大吸收波长。一般酶标仪的测定波长范围为400~750 nm(或800 nm),可以满足ELISA的显色测定。

常用的乙肝表面抗原检测试剂盒标记用酶为辣根过氧化物酶(HRP),底物通常为四甲基联苯胺(TMB)和邻苯二胺(OPD)。根据波长设定原则,设置波长450 nm和492 nm分别用于两个底物的显色产物测量。

②波长模式:通常酶标仪使用单波长测定吸光度时,除受到测定干扰(样本的浊度、本底颜色等)和电路干扰(包括噪声、漂移、电压等)等因素影响外,还受到待测溶液表面张力等的较大影响。在检测过程中,由于液体表面张力的作用,待测溶液的表面呈凹液面,产生凹透镜效应使透射光线产生较大的折射和反射,影响吸光度测量的准确性。酶标仪中双波长检测模式可以减小测量干扰。通常主波长是待测物质的最大吸收波长,副波长设置为实验中特异显色终产物不敏感的波长如630 nm,酶标仪最后打印出来的吸光度为两个波长下的吸光度差值。

③吸光度测定范围:通常酶标仪的吸光度测定范围在0~2.5即可以满足ELISA的测定要求。现在酶标仪可测定的吸光度范围可达到3.5以上,但对于酶标仪不必去刻意追求过大的吸光度范围,主要看在一定的吸光度范围内能否保持良好的线性和精密度。

④标本号:在计算机上编辑样本检测项目;标本安放孔位;阴、阳性对照标本,空白对照标本的安放孔位。可以使用拖动等方式增加标本号,标本号生成可以分为横向和纵向两种。

(5)装载酶标板:检查确认所设备参数无误后,将酶标板放入仪器内,关闭测量室的盖板。

(6)检测:点击运行键,仪器开始测定,测定完成后,显示出与酶标板规格一致排列的各孔OD值。

(7)数据传输:可将数值传送至所需的路径保存。

数据记录与处理

将本实验设定的参数与检测数据记录在表16-1中。

表16-1 酶标仪参数设定及检测记录表

实验名称: 　　　　　　　　仪器品牌及型号:

波长1: 　　　　波长2: 　　　　吸光度范围: 　　　　时间: 　年　月　日

标本号						
标本安放孔位						
阴性对照标本安放孔位						
阳性对照标本安放孔位						
空白对照标本安放孔位						
吸光度						
OD值						
阴阳性						

注意事项

(1)使用微量加样器加标本和试剂时,吸液嘴不能混用。

(2)免疫反应完成后,酶标板要清洗干净,避免非特异性蛋白质、游离抗体和标记抗体的干扰。

如果条件允许,应使用洗板机洗板,避免交叉污染。

（3）在测量过程中,请勿触碰酶标板,以防酶标板传送时挤伤操作人员的手。

思考题

1. 酶标仪需要设置的参数主要有哪些?
2. 酶标仪参数设置要注意哪些事项?

（江永青　胡志坚）

NOTE

实验 17　酶标仪通道差、孔间差的测试与评价

实验目的

(1) 掌握酶标仪通道差与孔间差产生的原因。
(2) 熟悉酶标仪通道差与孔间差的测试方法。
(3) 熟悉酶标仪的基本结构。

实验器材

1. 仪器与耗材　酶标仪 1 台、96 孔微孔板若干、微量加样器等。
2. 试剂与样本　甲基橙溶液、蒸馏水等。

实验原理

临床常用的酶标仪以 8 通道为主,即具有 8 条光束和 8 个光电检测器。不同通道的单色光强度和光电检测器响应能力存在微小的差异,这使得各通道间的检测性能存在着差异。当使用不同通道检测同一样本时出现的结果差异,即为通道差。通道差属于仪器本身的系统误差,是评价酶标仪性能的重要指标之一。通道差的大小常用极差值或通道间差异率来表示,其值越小越好。一般要求通道间差异率≤1.5%。

酶标仪用塑料微孔作免疫反应和比色分析的容器。由于各厂家生产工艺和质量控制标准不同,导致不同的酶标板微孔间的吸附强度、透光度等不均一,产生孔间差。孔间差属仪器外部的固有误差,可以通过校正或者选择质量优良的试剂盒来提高分析结果的准确性。孔间差用各孔检测结果的 $\overline{X} \pm 1.96SD$ 来表示。

仪器描述

同"酶标仪的操作与主要参数设定"实验。

实验步骤

1. 通道差检测　选择一只未使用过的微孔板小孔杯,要求杯底透光良好、平整、洁净,放入微孔板架上。准备低、中、高三种不同浓度的甲基橙溶液(吸光度分别在 0.25 左右、0.50 左右、1.50 左右)各 200 μL,先后加入微孔板小孔杯中。每个浓度的甲基橙溶液先后置于 8 个通道的相应位置,以蒸馏水调零,在主波长 490 mm、参比波长 630 nm 下连续测定三次,记录数据并计算平均值。

取 8 个通道中的最高 A 值(H)和最低 A 值(L),分别计算三个浓度下的极差值($H-L$)和通道间差异率$[(H-L)/(H+L)]$,求平均值。

2. 孔间差的测量　取同厂家、同批号的微孔板条(8 条共 96 孔),要求底部透光良好、平整、洁净,放入微孔板架上。各孔中均加入 200 μL 甲基橙溶液(吸光度控制在 0.065~0.070),先后置于

NOTE

62

同一通道下,以蒸馏水调零,进行双波长测定,取各孔 A 值,求标准差(SD)、变异系数(CV),孔间差用 $\overline{X}\pm1.96SD$ 表示。

3. 通道差与孔间差的评价 通道差的大小常用极差值或通道间差异率来表示,其值越小越好。要求极差值≤0.03,通道间差异率≤1.5%。孔间差用各孔检测结果的 $\overline{X}\pm1.96SD$ 来表示,其测定结果的 CV 值越小,结果间的差异便越小,要求 CV<10%。将实验数据进行统计处理,并对酶标仪的通道差及试剂盒的孔间差进行评价。

数据记录与处理

1. 通道差的实验数据 记录在表 17-1 中。

表 17-1 通道差检测记录表

通道号	1	2	3	4	5	6	7	8	极差值	通道间差异率
浓度 1										
浓度 1										
浓度 1										
浓度 1 平均值										
浓度 2										
浓度 2										
浓度 2										
浓度 2 平均值										
浓度 3										
浓度 3										
浓度 3										
浓度 3 平均值										

2. 孔间差的实验数据 记录在表 17-2 中。

表 17-2 孔间差检测记录表

序号	A	B	C	D	E	F	G	H
1								
2								
3								
4								
5								
6								
7								
8								
9								
10								
11								
12								
孔间差								
CV								

NOTE

63

注意事项

（1）微孔板要准确地放置在酶标仪的滑槽中，卡夹应将微孔板固定牢；在酶标仪工作时运行轨道上不得有障碍物，更不得以外力强行停止或驱动微孔板的运动。

（2）为避免孔间差结果因加样误差而出现假性增高，应将甲基橙溶液吸光度调至 0.065～0.070，使加样误差控制在仪器的分辨率(0.01)以下。

（3）出现技术故障时应及时与厂家联系，切勿擅自拆卸酶标仪。

思考题

（1）简述酶标仪的基本工作原理。

（2）酶标仪由哪几个部分构成？

（3）酶标仪与分光光度计的区别有哪些？

（4）酶标仪的通道差和孔间差产生的原因是什么？如何检测？

（江永青　胡志坚）

实验 18　化学发光免疫分析仪的使用与常见故障排除

实验目的

(1) 掌握化学发光免疫分析仪的工作原理和基本结构。
(2) 熟悉化学发光免疫分析仪常见的故障与排除方法。

实验器材

1. **仪器与耗材**　化学发光免疫分析仪、样品架、棉签、洗耳球等。
2. **试剂与标本**　去离子水、无水乙醇等。

实验原理

化学发光是一种特异的化学反应。有机分子吸收化学能以后发生能级跃迁,产生一种高能级的电子激发态不稳定的中间体,当其返回到稳定的基态时发出光子,即为化学发光。化学发光免疫分析是将具有高灵敏度的化学发光测定技术(用光反应表示被测的免疫成分浓度)与高特异性的免疫反应相结合,用于各种抗原、半抗原、抗体、激素、酶、脂肪酸、维生素和药物等的检测分析技术。

各类化学发光免疫分析仪在使用过程中不可避免地会出现故障。故障时机器的故障检测系统能及时指示出故障的发生部位和故障代码,参照说明书可以查询到故障发生的原因和处理办法。在临床实际工作中,如果遇到故障不能及时解决,将会影响检测工作的顺利进行而不能及时发出报告,也会影响仪器的使用寿命。

仪器描述

本实验以贝克曼库尔特 ACCESS 2 全自动微粒子化学发光免疫分析仪为例进行介绍。化学发光免疫分析仪主要由分析仪主机和微机两个部分组成。主机主要包括转盘模块、主探针模块、分析模块、电路模块、液路模块;主机的运行由计算机控制。各部分的主要部件和相应的功能见表 18-1。

表 18-1　化学发光免疫分析仪的结构及功能

主要部分	各部分主要部件	相应功能
转盘模块	样品转盘、试管探测器、试剂转盘、条形码阅读器	样品管与试剂瓶的识别和运转
主探针模块	主探针导轨、主探针、精密度泵、超声波发生器	加样、加液、清洗和混匀
分析模块	RV 装载器、清洗/检测转盘、光电倍增管、孵育带	免疫反应和发光反应检测
电路模块	硬盘驱动器、电路板、电源	提供电源,与微机、与外围设备连接通信,信号传感,电机运转控制,超声控制

NOTE

续表

主要部分	各部分主要部件	相应功能
液路模块	探针冲洗塔、清洗泵、真空泵、蠕动泵、基质液泵、废液罐、清洗臂	转运基质液、去离子水与清洗液,排出废液
微机	计算机	参数设置、数据处理、故障诊断以及仪器运行状态监控和温度、工作电压显示等

实验步骤

(一)仪器操作

1.开机和初始化　启动计算机,打开操作系统→打开主机电源开关→选择需要初始化的选项进行初始化。

2.装载试剂和更换耗材　通过主菜单查看试剂状态→根据需要分别打开各相应舱门更换基质液、反应管(RV)、废液和固体废物袋→装载新试剂→返回主菜单。

3.定标　输入定标液信息→将定标液吸入样品杯放入定标架→执行定标程序→查看结果。

4.样品检测　输入样品编号和选择检验项目→将样品管(杯)放入样品架中已设定的位置→执行检测程序。

5.关机　如果仪器是 24 h 待机设计,无特殊原因无须关机。对于非 24 h 待机仪器,应在使用结束后按操作说明关机。

(二)常见故障的设置及排除

1.光电传感器故障设置及排除

(1)故障产生的原因:①传感器沾染灰尘;②两个 RV 计数器的工作电压不正常;③传感器损坏。

(2)故障设置:调节两个 RV 计数器的工作电压,使有 RV 时的电压小于 3.9 V。

(3)故障表现及显示:光电传感器不能检测到 RV,仪器无法正常工作;仪器显示"NO VESSEL"或者"DEVICE FAILURE"。

(4)故障的排除:针对光电传感器的污染,可用无水乙醇轻轻擦拭光电传感器,做 HOME 系统初始化即可排除故障。若不能排除故障,可调节 RV1、RV2 计数器电压:在没有 RV 时的电压为 1.0~1.3 V,有 RV 时的电压大于 3.9 V。如果仍然不能解决,可更换光电传感器。

2.真空压力报错故障设置及排除　真空压力报错故障是比较常见且容易排除的故障,要按照一定流程耐心排查,找到问题所在并予以排除。

(1)故障产生的原因:①真空压力传感器故障;②真空泵工作异常;③真空阀内部污浊;④真空环路中存在泄漏现象。

(2)故障设置:在运转正常的仪器上,选择以下一种或两种措施使仪器真空压力测试异常:①降低真空泵功率,使真空压力测试时,真空压力无法短时达到要求压力;②弃用仪器废液罐,直接把废液排到普通容器或下水管道中;③拧松真空环路中某处管道接口的连接。

(3)故障的表现和显示:①执行真空压力测试,真空泵启动时,仪器显示"真空值低于限度";②真空泵停止工作后,仪器显示"真空瓶存在泄漏"。

(4)故障的排除:可借助真空压力测试程序来发现和处理真空压力报错故障,基本原则是从简单到复杂逐一排除。①执行真空压力测试;②不启动真空泵时,观察真空压力数值显示是否在 -5~5 PSI,判断是否存在真空压力传感器异常;③启动真空泵后,观察真空环路压力升高是否很缓慢或总压力是否能达到 500 PSI,判断是否存在真空泵与真空阀工作异常;④真空泵停止工作后,环路真空压力是否下降得很快(下降速度大于 10 PSI/s),观察各连接处是否密封,各管路是否老化破裂导致漏气。

3. 主移液器故障设置及排除

（1）故障发生原因：主探头部分阻塞。

（2）故障的设置：在容易疏通的部分阻塞主探头或注入容易清除的液体样本使主探头部分阻塞。

（3）故障的表现和显示：主移液器压力传感异常，在分配液体时压力过高，仪器显示"QNS"或者"CLT"。

（4）故障的排除：检查主移液器与精度泵阀之间的接口处以及支管的所有液流接口处是否存在泄漏和沉积物，如发现沉积物，可能是由于主探头部分阻塞引起各接口处松开，先修复和紧固各处连接。继续检查 RV 传送器中反应容器 RV1 和 RV2 位置是否存在结晶沉淀，若存在结晶沉淀，说明主移液器在分配液体时压力过高，存在主探头部分阻塞现象，需进行主探头堵塞的排除。运行特殊清洁程序清洗主探头管道，若效果不理想，可取下主探头，用合适的细钢丝疏通（手法要轻柔，不能使主探针弯折），再用注射器吸取生理盐水反复冲洗主探针内部，重新装上主探头或更换主探头。

数据记录与处理

仪器故障及处理记录见表 18-2。

表 18-2　仪器故障及处理记录表

仪器名称及型号：	
仪器故障代码/故障表现	
故障发生原因	
故障处理方法及过程	
处理效果	
维护者：	维护时间：　年　月　日

注意事项

（1）化学发光免疫分析仪属于精密仪器，使用中应严格遵守操作规程，注意恒温、避开强光和强磁场。

（2）故障的排除需谨慎，临床检测中发生故障无法解决时应及时求助厂家工程师。

思考题

（1）简述化学发光免疫分析仪的工作原理。

（2）化学发光免疫分析仪常见的故障有哪些？如何排除？

（江永青　胡志坚）

NOTE

实验 19　琼脂糖凝胶电泳仪的使用与调校

实验目的

（1）熟悉全自动琼脂糖凝胶电泳仪的基本操作。
（2）熟悉全自动琼脂糖凝胶电泳仪的基本结构与工作原理。
（3）了解全自动琼脂糖凝胶电泳仪的灵敏度、精密度调校方法。

实验器材

1. 仪器及耗材　全自动琼脂糖凝胶电泳仪、扫描仪、一次性点样梳、琼脂糖凝胶片、点样架、微量加样器（20 μL、500 μL）和吸液嘴若干等。

2. 试剂及标本　带有缓冲液的条带、氨基黑染液（300 mL 以上）、脱色液（1 L 以上）、洗涤液、定值质控血清、新鲜血清标本等。

实验原理

分散介质中带电粒子在电场作用下朝向与其电性相反的电极移动，称为电泳（electrophoresis，EP）。利用带电粒子在电场中迁移速率的不同而对样品分离、鉴定或提纯的技术称为电泳技术。

以琼脂糖凝胶为支持物的蛋白电泳是以区带电泳为基础、在合适的支持介质——琼脂糖上进行的电泳，是临床实验室中常用的蛋白质分析技术。它可以对血清或其他体液中的异常蛋白质进行筛选。在给定的 pH 条件下，血清中的蛋白质根据其所带电荷数可分离成 5 个区带（白蛋白、α1-球蛋白、α2-球蛋白、β-球蛋白和 γ-球蛋白），每一区带含有一种或多种血清蛋白质。

仪器描述

琼脂糖凝胶电泳仪是医院检验科常用的检测设备，其结构分为两个部分：主要设备（分离系统，含电源和电泳槽）和辅助设备（恒温循环冷却装置、伏时积分器、凝胶烘干器等）。有的仪器带有染色和扫描检测装置。整个电泳过程包括点样、电泳、固定、干燥、染色、脱色、扫描及结果处理。其中电泳槽是电泳分析系统的核心部分，温度控制系统用于电泳槽的升温和降温。

实验步骤

（一）电泳仪的使用

不同仪器使用方法有区别，可参照仪器说明书进行操作。现以 Sebia Hydrasys 全自动琼脂糖凝胶电泳仪为例进行介绍。

1. 选择程序　开机自检完成后，在菜单上选择"protein"程序。

2. 点样

（1）从试剂盒中取出 1 条点样梳，平放在桌面上，使数字面对自己。

（2）取样 10 μL，加入点样架的一个样品孔中；然后更换吸液嘴进行下一样品点样，整个过程要在 2 min 内完成。

3. 保湿 从冰箱中取出保湿盒,将点样架倒立在盒中(纸头向上),保湿时间应大于 5 min。

4. 挂缓冲条 从试剂盒中水平地取出一包带有缓冲液的条带,并水平地挂在电泳架电极两端。

5. 放胶片 从试剂盒中取出琼脂糖凝胶片,放在一个平面上,然后取出一张滤纸平铺在胶片上,待滤纸湿润后立即除去;用微量加样器吸入 200 μL 蒸馏水,滴注在电泳仪平板方框的下 1/3 位置上。将去湿后的琼脂糖凝胶片正向一边抵住电泳仪平板方框的凸出缘上,以弧状向下放琼脂糖凝胶片,使水分均匀分布在琼脂糖凝胶片与平板之间(注意不要留有气泡),然后放下电泳的标本梳支架。

6. 放样品 从保湿盒中取出点样梳,从中间折断,将有滤纸的一半放在电泳架的槽口中;如 15 人份应放在 6 号位上;30 人份应放在 3 号位和 9 号位上;54 人份应放在 2 号位、6 号位和 10 号位上。

7. 电泳 将电泳槽盖放下,电泳室关闭,按开始键"▶";听到"咔嚓"声,电泳舱盖自动锁定,仪器自动在 20 ℃的恒温恒流下进行电泳,7 min 后升温至 65 ℃,约 10 min,烘干凝胶后降温至 40 ℃,电泳舱盖解锁(电泳过程中指示灯变红并处于闪动状态)。

8. 染色、脱色 取出已烘干的琼脂糖凝胶片放在仪器右边的胶片架中,然后插入染色缸内,选择"protein"染色程序并按"start"键开始染色、脱色和烘干,20 min 后整个过程结束。冷却后染色缸被解锁。

9. 扫描 将已染色琼脂糖凝胶片反面向上放入扫描仪框内;启动扫描仪程序,在 570 nm 波长下进行扫描,仪器给出每个标本各项蛋白质测定的结果。预览各区带图形,给出各区带的蛋白质百分比,可根据总蛋白质量计算各区带的蛋白质含量。

10. 参考区间

白蛋白 60.0%~71.0%。

α1-球蛋白 1.4%~2.9%。

α2-球蛋白 7.0%~11.0%。

β-球蛋白 8.0%~13.0%。

γ-球蛋白 9.0%~16.0%。

(二)电泳仪的性能指标验证与调校

1. 电泳时间的选择 本实验的目的是考查电泳时间和效果之间的关系。取 5~10 份不同的标本,分别电泳 10 min、15 min、20 min、25 min 和 30 min,观察各区带的分辨情况,根据电泳效果选择最佳电泳时间。

2. 电泳仪灵敏度的临床验证 选择临床确诊的骨髓瘤、肾病、肝功能异常患者及健康体检者标本各 5 份,采用琼脂糖凝胶电泳分析。观察电泳图谱,扫描并计算各区带结果,分别判断健康体检者标本与病理标本的检验异常率,如果健康体检者标本的检验异常率高,说明特异性较差;如果病理标本的检验异常率低,说明灵敏度较低。检验异常率按式(19-1)计算。

$$检验异常率 = \frac{异常区带数}{总条带数} \times 出异常率 \qquad (19\text{-}1)$$

3. 电泳仪的精密度 用同一份定值质控血清,在同一块凝胶板上连续点样 15 次进行电泳,对扫描结果进行统计分析,得出各区带测量值的平均值、标准差(SD)及变异系数(CV),并记录数据,要求 CV≤10%。如果 CV>10%,说明仪器的精密度较差,应查找原因,如仪器电源电压是否稳定、所用器材是否符合要求、操作过程是否规范等。必要时重复测定。

数据记录与处理

将实验数据记录于表 19-1 中。

NOTE

表 19-1　全自动琼脂糖凝胶电泳仪的精密度测试（$n=20$）

项　　目	平均值/（%）	标准差（SD）	变异系数（CV）
白蛋白			
α_1-球蛋白			
α_2-球蛋白			
β-球蛋白			
γ-球蛋白			

注意事项

（1）为达到最佳检测效果,同一试剂盒内的所有组分必须一并使用。

（2）氨基黑染液必须按照试剂盒内使用说明配制,否则会降低蛋白质片段的检测效果。

（3）用滤纸吸去凝胶表面多余的液体时,接触时间不能太长,应快速移去,以免凝胶脱水。

（4）先挂带有缓冲液的条带再放琼脂糖凝胶片,将带有缓冲液的条带取出时应均匀挤捏使缓冲液能分布均匀。

思考题

（1）简述全自动琼脂糖凝胶电泳仪的工作原理。

（2）简述全自动琼脂糖凝胶电泳系统的主要结构与各部件功能。

（3）简述全自动琼脂糖凝胶电泳仪的性能指标验证和调校过程。

（何振辉　张式鸿）

实验 20 毛细管电泳仪的性能调试

实验目的

(1) 掌握毛细管电泳仪的结构与工作原理。
(2) 熟悉毛细管电泳仪的基本操作。
(3) 了解毛细管电泳仪的性能调试。

实验器材

1. 仪器与耗材 全自动毛细管电泳仪、仪器配套耗材(毛细管等)等。
2. 试剂与标本 全自动毛细管电泳仪配套试剂(缓冲液、溶血素等),测定项目(血清蛋白、血红蛋白、糖化血红蛋白等)校准品和质控品,新鲜血液标本等。

实验原理

毛细管柱表面含有大量的硅醇基,在 pH>3 的溶液中,由于硅醇基解离使其内表面带负电荷,与缓冲液接触时吸附其中的阳离子而形成双电层。在高压电场的作用下,双电层中的水合阳离子带动管内液体朝负极方向移动,形成电渗流。同时,带电粒子在电场的作用下,以不同的速度向与其所带电荷极性相反的方向移动,形成电泳,电泳速度即电泳淌度。一般情况下,电渗流速度是电泳淌度的 5~7 倍。样品中各组分根据其电渗流速度、电泳淌度和分配行为的差异而实现分离。

仪器描述

毛细管电泳仪主要包括高压电源、毛细管柱、检测器,以及两个供毛细管两端插入而又可和电源相连的缓冲液槽。输出信号和记录装置相连,记录装置可以是一个普通的记录仪、积分仪,也可以是有控制功能的计算机工作站。毛细管电泳仪基本结构见图 20-1。

实验步骤

不同的仪器操作程序不同,具体方法参照仪器使用说明书。现以 SEBIA Capillarys2 flex piercing 型全自动毛细管电泳仪(仪器中装载有 8 支直径为 25 μm 的毛细管)为例进行介绍。

（一）毛细管电泳仪的操作

1. 仪器启动 依次开启电脑、显示器、打印机和全自动毛细管电泳仪(按压仪器后面的按钮)。双击"PHORESIS"图标启动软件,屏幕中出现"操作员标识"窗口,输入密码,勾选"Offline"选项(如果仪器已经启动,去掉"Offline"框内的选择符)。点击"确定"键后,出现"检查试剂页面"窗口,取下废液瓶,加入 5 mL 消毒液,然后倒掉废液瓶内液体,并将废液瓶用纯净水彻底冲洗后,再将废液瓶接回原处。清空 H_2O 试剂瓶,重新注入当天新鲜的纯净水,再将 H_2O 试剂瓶接回原处。当试剂的液面高度确认后,点击"确定"图标。等待状态窗口显示"Ready"状态(15 min 左右,期间自动进行

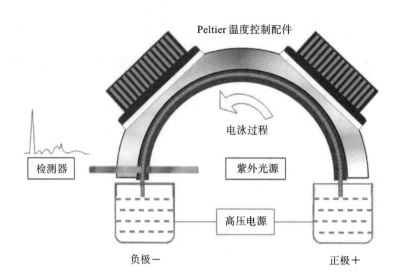

Peltier 温度控制配件

电泳过程

检测器

紫外光源

高压电源

负极－   正极＋

图 20-1　毛细管电泳仪结构示意图

冲洗管道等程序)。在屏幕右上方窗口中检查工作程序是否已选择,如需要则点选需要的工作程序。

2. 样品分析　当检测血清样品时,需要将样品管上的瓶盖去除,然后将试管放在试管架上(血红蛋白和糖化血红蛋白样品检测需要带瓶盖检测)。如果试管上带有条形码,请将条形码的一侧朝向外侧,以便于读码器扫描。如果试管架没有被填满,在空闲的位置上放入含有纯净水的试管。每一个试管架上都需要放置一排新的样品稀释杯(如果未放置样品稀释杯,试管架将会被退出)。将试管架从仪器中间的入口导入,入口处的指示灯提示传送带的工作状态(如果提示灯是绿色,这时可以导入试管架;如果提示灯是红色,此时不允许导入试管架)。

当仪器对标本进行特定波长检测时,在屏幕的下方将会出现一个提示窗,这一窗口所展现的就是即时曲线检测情况。当这个窗口消失后,这些已被检测的样品结果将会转移到工作目录下。点击"edit curve"图标,则可以进行曲线放大、基线修改、曲线倾斜度修改等操作。

3. 试剂更换　在"CAPILLARYS"的仪器状态窗口,点击窗口右上角"放大/缩小"图标,这一功能键将会放大仪器状态窗口。在仪器状态窗口,将允许进入更换试剂瓶界面,点击"更换容器键",然后选择需要更换的试剂瓶。如果需要更换清洗液或者缓冲液,应当输入试剂编号(如果是缓冲液,还需输入试剂 ID 号)和试剂的有效期,然后点击"OK"键,完成试剂更换。

4. 关机　在"CAPILLARYS"的仪器状态窗口,点击窗口上方"关机"图标,等待仪器显示"关机结束/Offline"信息(要 15 min 左右,此时仪器指示灯呈红色闪烁状态)。如果需要关闭电源,则关闭仪器后面的电源按钮,然后关闭仪器状态窗口。建议在每一天的工作完成后,进行一次数据备份。然后关闭"PHORESIS"软件,最后关闭电脑。在没有使用正常关机程序前,禁止关闭仪器,否则有可能损坏毛细管柱。

(二)毛细管电泳仪性能指标调校(一般应在厂家工程师指导下进行)

开机后,在"操作员识别"窗口中键入工程师密码或技术服务密码,在"CAPILLARYS"菜单中进入下级的"test cycles"菜单和完成以下检测或调试。

1. 仪器水气路、光路和机械测试和校准

(1)压力测试:在"test cycles"菜单中选择"C01-pressure test",程序自动在一定时间内在压力罐中加上 3000 mbar(毫巴,压力单位)的正压,加压后在屏幕右上方显示的压力升高显示值的误差≤50 mbar,否则应当检查压力罐的密封性以及压力泵的性能。

(2)真空度测试:在"test cycles"菜单中选择"C02-vaccum test",程序自动在一定时间内在真空罐(与负压吸样有关)内形成 200 mbar 的负压,抽负压后在屏幕右上方显示的压力降低显示值的误差≤5 mbar,否则应当检查管路的密封性以及真空泵的性能。

NOTE

（3）传送装置检查：在"test cycles"菜单中运行"C06-inlet/outlet complete cycle"，检查传送系统能否将试管架正确送到加样处及撤出，如果传送不正确，可以进入"mechanical setting"菜单，在程序 P49 中重新设置试管架的装载位置。

（4）缓冲液槽 1 加水检查：在"test cycles"菜单中运行"C08-tank1-emptying and filling with H_2O"，程序自动向缓冲液槽 1（毛细管进样端缓冲液槽）加注和清空去离子水，并检查加注液面的高度，用一个带有刻度的注射器吸取加注的去离子水，观察是否达到 5 mL。

（5）缓冲液槽 2 加水检查：在"test cycles"菜单中运行"C11-tank2-emptying and filling with H_2O"，程序自动往缓冲液槽 2（毛细管检测端缓冲液槽）加注和清空去离子水，并检查液槽中有无杂质。

（6）注射器畅通检查：在"test cycles"菜单中运行"C13-syringe-emptying and filling with H_2O"，程序自动向注射器加注和清空去离子水并检查里面有无气泡，如果注射器堵塞，将影响毛细管进样。

（7）样品稀释位置检查：在 0 号试管架上放一支有水的试管，然后运行程序"C16-dilution cycle 3.0 and DCN card status"，检查稀释液加到稀释杯后的液面高度，并检查取样针是否在稀释杯的中心，如位置不正确，可以进入"mechanical setting"菜单，在程序 P51 中重新设置并测量样品的稀释位置。

（8）毛细管加注位置检查：在试管架上放一个稀释杯，然后运行程序"C19-rack injection position"，检查毛细管是否落在稀释杯的中心，如有必要，进入"mechanical setting"菜单，在程序 P52 中重新设置并测量毛细管的加注位置。

（9）加压检查毛细管堵塞：在"test cycles"菜单中运行"C20-capillary clogged test with pressure"，程序运行后毛细管一端浸没于缓冲液槽 1 的去离子水中，在加气压的情况下，如果毛细管末端不断产生气泡，表明毛细管是通畅的。

（10）条形码读取检查：将 8 支带有条形码的试管放在试管架上，然后运行程序"C21-barcode reader"，检查光扫描的位置和能否正确读取条形码，如果读取不正确，可以在"ready"状态下，进入"mechanical setting"菜单，在程序 P50 中重新设置条形码的读取位置。

2. 仪器校准背景干扰测试　回到用户操作界面，点选"Buffer protein 6"技术程序，进入"Capillarys/System configuration/Analysis parameters 2/2"，当系统出现"Restore default values"，点击确定"Apply"和"Yes"，关闭程序，再用技术服务口令在联机的状态下进入程序。

在 0 号试管架上放一支装有缓冲液的试管，缓冲液的体积不少于 600 μL。进入"Capillarys/System configuration/Analysis parameters 1/3"中，将"integral level min：to validate the curve"从 10000 改 0，然后将试管按照常规样本进行检测，检查 8 个毛细管检测结果，OD 最大值应当不大于 0.005。

3. 毛细管通道交叉污染测试　在一个非 0 号和非 100 号的试管架上放入 8 支试管，其中在 1、3、5、7 号位置上的每支试管中放入 250 μL 的血红蛋白质控品，在 2、4、6、8 号位置上的每支试管中放入 250 μL 的去离子水，将试管进行常规检测，加入去离子水的试管检测 OD 最大值应当不大于 0.005。

将"integral level min：to validate the curve"从 0 改回 10000，再进行以下测试。

4. 重复性测试　将装有 1 mL 血清蛋白质控品的试管放于 0 号试管架上，八通道同时检测，重复检测 3 次。对血清蛋白质控品分离的 24 个结果进行计算，计算各个条带的 CV。重复性测试应满足仪器声明的要求，当不满足时应请厂家工程师解决。

数据记录与处理

将重复性测试结果记录在表 20-1 中。

NOTE

表 20-1 全自动毛细管电泳仪的重复性测试($n=24$)

项 目	平均值/(%)	CV 百分比	CV 百分比范围
白蛋白			
α_1-球蛋白			
α_2-球蛋白			
β-球蛋白			
γ-球蛋白			

注意事项

（1）在检测过程中应使用仪器配套的缓冲液和清洗液。

（2）在检测过程中，不能混合或者交换使用批号不同的试剂。

（3）仪器应当在规定时间内进行定标、校准和保养。其中每周需要进行一次维护性保养：①将一支含有 2 mL 稀释过的消毒液的试管放在第 100 号试管架的 1 号位置，试管架导入后，根据屏幕的提示，选择"启动探针清洗（chlorinated sodium hypochlorite solution or CDT wash solution）"，然后点击确定键；②在一个空试管中，将 CAPICLEAN（毛细管护理液）稀释至原浓度的 50%（1 mL 的 CAPICLEAN+1 mL 的纯净水），在样品稀释杯中加入 200 μL 50% 的 CAPICLEAN，然后将稀释杯置于第 100 号试管架上，同时将装有 50% CAPICLEAN 的试管放在第 100 号试管架的 1 号位置，试管架导入后，根据屏幕的提示，选择启动"CAPICLEAN 清洗"，然后点击"确定"键。

（4）进行糖化血红蛋白检测时，需要先进行定标，定标通过后才能进行质控品和标本的检测。

（5）进行重复性测试时，血清蛋白各组分的 CV 需要满足质控品说明书中关于 CV 范围值的要求，如果超出范围，需要重新校准直到通过为止。

思考题

（1）简述毛细管电泳仪的结构和检测原理。

（2）简述毛细管电泳仪的基本操作。

（3）简述毛细管电泳仪性能评价的内容。

（何振辉 龚道元）

NOTE

实验 21　糖化血红蛋白仪的使用与评价

实验目的

(1) 掌握糖化血红蛋白仪的工作原理。
(2) 熟悉糖化血红蛋白仪的基本操作。
(3) 了解糖化血红蛋白仪的评价内容。

实验器材

1. 仪器与耗材　糖化血红蛋白仪;仪器配套耗材(分析柱)等。

2. 试剂与标本　糖化血红蛋白仪配套试剂(洗脱缓冲液、溶血素)、糖化血红蛋白(HbA1c)校准品和高值、低值质控品;EDTA-K$_2$抗凝新鲜血液标本。

实验原理

HbA1c是糖化血红蛋白的主要组成成分,占总糖化血红蛋白(glycosylated hemoglobin,GHb)的60%,目前临床定量测定及应用的是HbA1c结果。HbA1c测定方法主要有两类:第一类是基于糖化与非糖化血红蛋白所带电荷不同进行检测,如离子交换层析法、电泳法;第二类是基于糖化与非糖化血红蛋白结构不同进行检测,如亲和层析法、免疫法及酶法。糖化血红蛋白仪采用阳离子交换高效液相色谱法测定HbA1c。当一定量的样品被样本针吸入进样装置,溶血后释放出红细胞中的HbA1c(有的仪器在机外溶血),后者经稀释液稀释后进入离子交换柱,样品与预先设置的由低到高离子浓度的缓冲液混合后注入系统,所含血红蛋白的各种组分即与固定相上能移动的离子进行交换,即吸附和解吸作用。在1 min后血红蛋白中的多种成分被有效、精确地分离,由交换柱流出进入分析通路。在流经光感测量计时,测量其在415 nm的吸光度,并与HbA1c标准品吸光度比较,分析计算出结果,最后以百分率表示的血红蛋白组分结果与色谱图一起打印出来。

仪器描述

糖化血红蛋白仪由储液器、高压泵、自动进样器(样品溶血与稀释)、色谱分离柱、梯度洗脱装置和检测器、记录仪等几部分组成(图21-1);其中色谱分离柱用以分离样品中的各种物质,包括柱管与固定相两部分,是液相色谱仪的核心部件。

实验步骤

不同的仪器操作规程不同,可参照仪器说明书进行检测。现以TOSOH HLC-723 G8型全自动糖化血红蛋白仪为例进行介绍。

(一) 糖化血红蛋白仪的操作

1. 开机　接通电源,打开电脑,检查软盘驱动器,确认除数据储存盘外,没有插入其他软盘。点击显示屏右上方的"POWER"键,绿色指示灯亮,主机开机。仪器会自动依次启动检查采样单元、

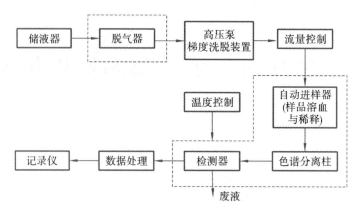

图 21-1 糖化血红蛋白仪的结构示意图

泵清洗、灌注缓冲洗脱液等程序,并进行取样管路和稀释管路的首次冲洗,开始预温(WARMING UP)。仪器预温完成,进入 STAND-BY 状态,可以进行样本分析。

2. 常规检测 分析时,显示屏的左上方会出现下列状态指示:WARMING UP(预温)、STAND-BY(待机)、ANALYSIS(分析)、WASH(冲洗)、BUFF PRIME(缓冲液灌注)、PUMP CLEAN(清洗泵)。

(1) 在预温状态下的标本检测:在预温状态时,把样品放置在标本架上,金属终止标志放在最后一个样本架的末端,然后放入进样轨道,并按下开始键。当预温结束,系统自动进入分析状态,检测标本。

(2) 在待机状态下的标本检测:在完成预温、分析或冲洗操作后,仪器进入待机状态(高压泵停止运行,不消耗试剂)。在此状态下,把样品放置在标本架上,条形码朝向扫描口方向,金属终止标志放在最后一个样本架的末端,然后放入进样轨道,按下开始键,系统会自动进入分析状态,检测标本。

(3) 在分析状态下的标本检测:此时前批样本还没检测完毕,将前批最后一个样本架末端的金属终止标志拔下,把增加的样品放置在标本架上,金属终止标志放在最后一个样本架的末端,然后放入进样轨道。仪器会将增加的样本分析完毕。

(4) 在冲洗状态下的标本检测:等待仪器冲洗完毕,进入待机状态,然后开始检测样本。

(5) 在缓冲液灌注状态下的标本检测:当首次打开电源时,分析器会自动吸取并输送 2 号和 1 号洗脱液各 5 mL,以便用新的洗脱液来替换管道中原有的洗脱液(此操作即"PRIME")。在 MAINTE-REAGENT CHANGE(维护-试剂替换)屏幕中,当在进行灌注或替换缓冲液时,显示屏上会显示"BUFF PRIME"(缓冲液灌注)状态。等待仪器进入预温或待机状态时,可以把样品放置在标本架上,金属终止标志放在最后一个样本架的末端,然后放入进样轨道,按下"开始"键,系统自动进入分析状态,检测标本。

(6) 急诊样本检测:分析状态下,把急诊样本放在试管槽中间的 STAT 放样处,在主屏幕上按下"STAT"键,则出现 STAT(急诊样品检测)屏幕,录入急诊样品 ID 号,选择容器类型和稀释度,关闭 STAT 放样处的盖子。按下"开始"键,显示"SCHEDULED"时,表示急诊样本登记完成。按下"退出"键,回到主屏幕时,"STAT"键亮起,仪器进入"急诊样品检测"状态。当"STAT"键恢复到通常状态,表示急诊样本检测完成,可打开前盖,取走样本。

3. 关机 分析结束,仪器自动进入冲洗状态,完成冲洗后,进入待机状态,如果 1 h 没有任何指令输入,电源会自动关闭。

4. 参考值区间 HbA1c:2.9%~6.3%。

(二) 糖化血红蛋白仪的性能评价

糖化血红蛋白仪的性能评价包括精密度、正确度、线性范围、抗干扰能力、参考区间的验证等,可根据实验具体安排进行选择。

1. 精密度

(1) 批内精密度:选择临床高值、低值样本在尽可能短的时间内(一般在 1 天内)分别重复测定 20 次,计算 $\overline{X}$、SD、CV,记录相关实验数据。

(2) 批间精密度:选择临床高值、低值样本每天分别测定 1 次,连续测定 20 天,计算 $\overline{X}$、SD、CV,记录相关实验数据。

2. 正确度 通过回收实验、干扰实验的结果来评价。

(1) 回收实验:取三份含高、中、低浓度的糖化血红蛋白新鲜全血样本,分别测定糖化血红蛋白结果后作为基础样本值,再取高值校准品(>15%)以 1:10 比例分别加入上述三份基础样本中混匀,作为分析样本,每个样本重复测定 2 次取平均值,记录相关实验数据。

(2) 干扰物质的影响:取临床高胆红素(300 μmol/L)和高甘油三酯(10.8 mmol/L)的抗凝全血样本,离心分离得血浆。将分离的血浆与糖化血红蛋白参考物质和高值样本混合后,再按上述样本处理方法制备溶血液进行糖化血红蛋白检测,观察胆红素和甘油三酯处理前后的差异。

3. 线性范围 取低值校准品(L)和高值校准品(H),分别按只加低值校准品、4L 与 1H 混合、3L 与 2H 混合、2L 与 3H 混合、1L 与 4H 混合、只加高值校准品,配制成 6 个系列,分别测定 2 次取平均值。观察实测值与理论计算值的差异以判断其线性范围。

4. 参考区间的验证 取健康人血液样本 20 份,按照上述方法进行测定。计算测定值落在参考区间范围内的次数和百分率。

5. 评价标准 主要参考中华人民共和国卫生行业标准 WS/T 461—2015《糖化血红蛋白检测》。

(1) 精密度:室内 CV<3%(以小于 2% 为宜);室间 CV<3.5%。

(2) 正确度:与可接受参考值的差值在 ±0.5% HbA1c 范围内,以控制在 ±0.3% HbA1c 范围内为宜。

数据记录与处理

糖化血红蛋白仪的精密度和回收实验的实验数据与结果处理分别记录在表 21-1 和表 21-2 中。

表 21-1 糖化血红蛋白仪的精密度测试记录表($n=20$)

高值标本(单位:%)		低值标本(单位:%)	
1	11	1	11
2	12	2	12
3	13	3	13
4	14	4	14
5	15	5	15
6	16	6	16
7	17	7	17
8	18	8	18
9	19	9	19
10	20	10	20
平均值		平均值	
SD		SD	
CV/(%)		CV/(%)	

注:批内和批间精密度测定方法有区别。

NOTE

表 21-2 糖化血红蛋白仪的回收实验测试记录表

样　本	基础样本值	混 合 样 本					回收率/(%)
		理论值	测定值				
			1	2	平均值		
高值							
中值							
低值							

注意事项

（1）在检测过程中，不能混合或者交换使用批号不同的试剂。

（2）离子交换色谱法对 pH 和温度的变化敏感，因此要严格控制试剂离子强度、pH 和实验室温度，以使血红蛋白组分间分离达到最佳效果。

（3）如果每天检测样本量不超过 100 个，建议每周校准一次；若每天标本量大于 100 个，建议每天做校准；质控结果超出预定范围，或在更换层析柱后及糖化血红蛋白仪维修后，应及时做校准。校准步骤按照 TOSOH HLC-723 G8 型全自动糖化血红蛋白仪操作手册进行。

（4）血液病患者尤其是溶血性贫血患者的红细胞寿命缩短，导致血红蛋白形成的时间也相应缩短，检测结果受到影响。所以在检测某些基础疾病患者存在继发性溶血现象时的标本时，往往 HbA1c 测得值偏低，如肝硬化、脾肿大、糖尿病性肾病患者经促红细胞生成素（EPO）治疗以及极度贫血患者经输血治疗后等。

（5）血红蛋白珠蛋白链结构异常和合成不均会导致异常血红蛋白的产生。HbS、HbC、HbE 的突变点若分别发生在 β 链的 6 号、26 号位，在用高效液相色谱法测定 HbA1c 时会有一定的干扰。

思考题

（1）简述糖化血红蛋白仪的检测原理。
（2）简述糖化血红蛋白仪的操作要点及注意事项。
（3）简述糖化血红蛋白仪性能评价的内容。

（何振辉　张式鸿）

实验 22　电解质分析仪常见故障排除

实验目的

(1) 掌握电解质分析仪的工作原理和基本结构。
(2) 熟悉电解质分析仪的常见故障及其排除方法。

实验器材

1. 仪器与耗材　电解质分析仪等。
2. 试剂标本　电极内充液、电极清洗液、玻璃电极清洗液、去蛋白清洗液、定标液、质控液等。

实验原理

电解质分析仪使用离子选择电极(ISE)作为指示电极,甘汞电极作为外参比电极,二者与毛细管通路中的待测样品接触,共同组成工作电池。指示电极敏感膜与溶液中待测离子发生特异性响应,以膜为相界面发生待测离子的交换和扩散,产生跨膜电位,并与内参比电极的电极电位组成ISE的总电极电位。总电位值大小与待测离子浓度符合能斯特方程。电解质分析仪通过仪器的电路系统,把电极产生的电位放大、模数转换后,进行数据处理,相应的分析结果显示或打印出来。

电解质分析仪的管路和多通阀较多,易受血液样本中蛋白质、脂类的黏附污染,特别是测量毛细管通路,严重时会发生堵塞。敏感的指示电极易受仪器性能波动及环境条件变化的影响,产生不稳定的检测信号。这些问题都会导致电解质分析仪不能正常工作。对于一些常见故障的判断和排除是非专业维修人员能够进行的,这也为电解质分析仪的正常工作提供保证。

仪器描述

电解质分析仪主要由电极系统、进样及液路系统、控制系统及信号处理和显示系统组成。

1. 电极系统　由指示电极和参比电极组成。现代电解质分析仪将各个指示电极按规律排列,并与测量毛细管集成为一体化结构。这种结构的主要优点是使各ISE的敏感膜面积最大化,有效缩短电极响应时间和检测项目的分析周期。不同厂家、不同型号的电极形状不同,往往不能通用。

2. 进样及液路系统　由标本盘、采样针、进样感应器、液路管道、蠕动泵、多通阀等组成。其中进样感应器利用光电感应的原理精确控制进样量及进行异常进样报警;蠕动泵提供吸液动力;多通阀控制样品、定标液、清洗液、废液通向。液路系统是电解质分析仪中结构最复杂,也是最容易出现故障的部分,同时也是日常维护保养中需要重点注意的地方。

3. 控制系统　由人机对话按键、液晶显示器组成。实现测定程序输入、参数设置、结果查询等功能。

4. 信号处理和显示系统　包括主信号放大器变换器(电极、标本检测器)和其他电子系统间的界面。负责将ISE产生的微小信号经放大电路放大并转换为数字信号,再做进一步数据处理及进行结果显示。

NOTE

实验步骤

不同仪器的故障表现与排除方法有差别,可参照仪器维护保养手册进行。现以 HC-9886 电解质分析仪为例,介绍其常见故障与排除。

1. 吸液故障 吸样不畅的原因主要有以下 4 种,沿着"由简单到复杂"的思路来检查。

(1) 不吸样或吸样不足:检查管路各个接口(包括电极之间、电极与阀之间、电极与泵管之间)的连接管有无漏气。

(2) 泵管发出异常声音:检查泵管是否粘连或过于疲劳,此时应更换新泵管。

(3) 液流速度过程定位不稳:各管道内尤其是各接头处有蛋白沉淀,即使换了新泵管也不能解决,解决办法为取下各接头用水清洗干净。

(4) 阀的故障:阀本身有问题,要仔细地检查。若发生堵塞,用专用丝线疏通后冲洗干净;若阀已损坏,应更换新的。

2. 电极漂移与失控

(1) 地线与电极银棒问题:最常见的原因是地线未接好,应检查地线;检查漂移的电极银棒是否未插入信号插座或接触不良。

(2) 电压不稳定:最好接不间断电源(UPS)或质量较好的稳压电源(质量差的稳压电源会引起电极漂移)。

(3) 电磁干扰:功率较大的设备应尽量远离本仪器,独立设置电源。

(4) 标准液及清洗液少:检查标准液及清洗液是否已用完;检查流通池中参比内充液是否太少,应及时注满。

(5) Na、pH 电极漂移:应用玻璃电极清洗液清洗电极,再用蒸馏水反复冲洗至漂移降低或消失。

(6) 电极全部漂移:应检查参比电极是否已过有效期。

(7) 定位不好:造成溶液未全部浸没电极,应重新进行定位操作。

(8) 参比电极上方有气泡:应轻拍流通池,将气泡移到 Na 电极上方。

(9) 试剂过期或被污染:检查 A、B 标准液及清洗液是否有絮状沉淀,是否在有效期内。

(10) 实验室温度变化较大:影响了能斯特方程式中温度"T"的恒定,造成定标参数的漂移,因此要求实验室温度恒定。

3. 电极斜率降低 电极斜率低,将造成测试线性不好,有时也影响电极的重复性,其主要原因及处理办法如下。

(1) 电极敏感膜上吸附蛋白过多:Na 和 pH 电极用专门的电极清洗液清洗,其余电极可用去蛋白清洗液(一片蛋白酶溶解在 30 mL 0.1 mol/L 的盐酸中)反复清洗,清除蛋白,然后用 PVC 清洗液冲洗数次,定标稳定后再行样本测定。

(2) 空气湿度太大:主要对 Na 和 pH 电极有影响,应选用抽湿机进行抽湿,必要时可在测量前用电吹风机将 Na 电极、pH 电极、信号板加热及去潮。

(3) 实验室温度太低:对 Na 和 pH 电极影响较大,解决办法为控制并稳定实验室温度于 25 ℃左右。

(4) 电极已老化:需要更换电极。

4. 测试样本出现异常值 当测试样本时,如果出现异常值,按以下步骤进行检查。

(1) 电压波动:附近是否有大功率电器启动(如离心机、电冰箱或其他大型仪器设备的启动)或漏电,造成电压波动。

(2) 吸入血凝块:管路中若有血凝块存在,可将存在血凝块的部件取下用不带针头的注射器利用水的压力将血凝块冲出。

（3）样品溶液未到位：可查看定位是否良好，如果溶液到位情况不好，可用服务程序中重新定位程序来调整。

（4）样本容器：检查盛装样本的容器是否污染，是否残留了消毒液等物质。

（5）校正因子：查看校正因子是否正确，如有异常，可将校正因子清除，重新设定。

（6）标定时间过长：若长时间未标定，可重新标定后再测样本。

数据记录与处理

将上述仪器故障与排除情况记录于表 22-1 中。

表 22-1 电解质分析仪故障与排除情况记录表

仪器名称：　　　　　　　型号：

序号	故障（现象描述）	故障排除方法	故障排除效果
1			
2			
3			
4			
5			
6			

操作者：　　　　　　　　　　　　　　　　　　　　　时间：　年　月　日

思考题

（1）哪些原因会导致液路堵塞，如何处理？

（2）维护保养后电解质分析仪能否立刻进行样品测定，为什么？

（3）哪些情况需要更换电极？

（王旭东　宋文杰）

NOTE

实验 23　标本中常见干扰物质对电解质分析仪测定的影响及排除

实验目的

（1）掌握标本中常见干扰物质对电解质测定的影响。
（2）熟悉干扰因素对实验结果造成的误差的评价。
（3）熟悉去除干扰因素的方法。

实验器材

1. 仪器与耗材　电解质分析仪；玻璃试管（10 mL）若干等。
2. 试剂与标本　电解质分析仪定标液，质控血清，空白血清（利用离子交换树脂去除 Na^+、K^+、Cl^-、Ca^{2+}）、乳糜标准物（浊度 600、1800、3000），新鲜血清；NaN_3、NaI、$NaCl$（分析纯）等。

实验原理

电解质分析仪常用离子选择电极（ion selective electrode，ISE）作为电化学传感器，其核心是对被测离子具有选择性响应的敏感膜。理想的 ISE 应只对一种特定的离子产生能斯特响应，但实际上电极会受到被测溶液中共存物质的干扰。常见干扰包括选择性干扰和非特异性干扰，如：同为卤族的碘离子对氯电极的选择性干扰；NaN_3 分解出叠氮根离子对氯电极的选择性干扰；脂浊和 NaN_3 对大多数电极的非特异性干扰等。临床中常采用干扰实验测定和评价误差，以评价干扰对测量结果的影响程度。

NaN_3 是质控血清中常用的防腐剂；较高浓度碘离子存在于进行大剂量碘剂治疗的患者标本中；脂浊标本常见于部分高脂血症患者。标本中共存物质带来的干扰如果在允许误差范围内（Na^+，$T\pm4$ mmol/L；K^+，$T\pm0.5$ mmol/L；Cl^-，$T\pm4.5$ mmol/L；Ca^{2+}，$T\pm0.25$ mmol/L），则不会影响测定结果，否则应对标本进行相应预处理。

仪器描述

电解质分析仪主要由电极系统、进样及液路系统、控制系统和信号处理和显示系统组成。各部分的主要部件及相应功能见表 23-1。

表 23-1　电解质分析仪主要结构及相应功能

组　成　部　分	各部分主要部件	相　应　功　能
电极系统	指示电极、参比电极、分析箱	对接各电极形成测量毛细管，对溶液中的待测离子产生响应，给出测量的电极电位，供定量分析用
进样及液路系统	采样针、液路管道、进样感应器、蠕动泵、多通阀、驱动马达	提供吸液动力；控制样品、定标液、清洗液、废液流向

组 成 部 分	各部分主要部件	相 应 功 能
控制系统	人机对话按键、液晶显示器	测定程序输入,参数设置,结果查询
信号处理和显示系统	放大电路,显示器及打印机	将 ISE 产生的微小信号放大并转换为数字信号,并做数据处理及进行结果显示

指示电极中,钠、氯电极为固膜电极,敏感膜易受选择性和非特异性因素的干扰;钾、钙电极属于液膜电极,膜响应选择性高,主要受非特异性因素干扰。

实验步骤

(一) 共存物质对氯电极的测量干扰

(1) 用空白血清和 NaCl 配制混合血清:准确称取 NaCl 0.5260 g 溶于 100 mL 空白血清中成为混合血清,其 Cl^- 浓度是 90 mmol/L。

(2) 在 3 支试管中分别加入 9 mL 混合血清,标记为 1、2、3 号管。

(3) 配制 30 mmol/L 的 NaN_3、NaI 溶液各 10 mL。

(4) 在 1 号管中加入去离子水 1 mL;2 号管中加入 NaN_3 溶液 1 mL;3 号管中加入 NaI 溶液 1 mL。

(5) 开机,待电解质分析仪清洗、定标、质控合格后,分别测定 1、2、3 号管 Cl^- 浓度,并记录数据。

(6) NaN_3、NaI 会对氯电极造成选择性干扰,使 Cl^- 浓度测定值偏大,出现正误差。若干扰值大于 4.5 mmol/L 则判定为存在干扰,结果不被允许,需要对标本进行相关处理。

(二) 脂浊标本对电极的干扰

(1) 在 4 支试管中分别加入 9 mL 新鲜血清,标记为 1、2、3、4 号管。

(2) 在 1 号管中加入去离子水 1 mL;2 号管中加入浊度 600 的乳糜标准物 1 mL;3 号管中加入浊度 1800 的乳糜标准物 1 mL;4 号管中加入浊度 3000 的乳糜标准物 1 mL。不同浊度的乳糜标准物模拟了临床常见的轻、中、重度脂血标本。

(3) 开机,待电解质分析仪清洗、定标、质控合格后,分别测定 1、2、3、4 号管 Na^+、K^+、Cl^-、Ca^{2+} 浓度并记录数据。

(4) 轻、中度脂浊(浊度≤1800)对电解质分析仪测定结果影响不大,重度脂浊(浊度>1800)由于存在电解质排斥效应会使电解质测定结果偏低,出现负误差。若干扰值大于每种离子的允许误差范围(如 K^+、Na^+、Cl^- 不超过±3%)则判定存在干扰,需要进行样品前处理。

(三) 干扰的排除

(1) 若步骤(一)的实验结果显示 NaN_3 和 NaI 干扰超过允许误差范围,则:①更换使用以硫柳汞为防腐剂的质控血清,避免 NaN_3 的影响;②对于碘离子的干扰必须改用酶法测定 Cl^- 浓度。正常人血清中的碘离子含量很低(40~50 μg/L),而服用大剂量碘剂治疗则可使碘离子含量升高40~100 倍,使氯电极对碘离子的响应不能被忽略,从而对 Cl^- 浓度测定造成干扰。

(2) 若步骤(二)的实验结果显示一定程度的脂浊对测量结果有干扰,则可以使用高速离心的方法排除:将脂浊血清加盖密封,经高速离心(相对离心力 7000 g)8 min,血清分两层,吸取下层澄清液用于测量。如果未经处理直接测定了轻、中度脂浊标本后应多次清洗液路系统,防止脂肪附着在电极敏感膜上导致电极性能下降,出现负误差。

数据记录与处理

NaN_3 和 NaI 对氯电极的干扰实验数据及处理结果记录于表 23-1 中,脂浊对各电极干扰的实验

NOTE

数据及处理结果记录于表 23-2 中。

表 23-1 NaN₃和 NaI 对氯电极的干扰

试 管 编 号	1	2	3
C_{Cl^-} /(mmol·L^{-1})			
干扰值$_{NaN_3}$			
干扰值$_{NaI}$			

操作者：　　　　　　　　　　　　　　　　　时间：　年　月　日

注：用式(23-1)计算 NaN₃对 Cl⁻测量带来的误差；用式(23-2)计算碘离子对 Cl⁻测量带来的误差。评价干扰的大小。

$$干扰值_{NaN_3} = C_2 - C_1 \tag{23-1}$$

$$干扰值_{NaI} = C_3 - C_1 \tag{23-2}$$

表 23-2 脂浊对各电极的干扰

测量值(C) /(mmol/L)	1	2	3	4	干扰值$_{脂浊}$
Na⁺					
K⁺					
Cl⁻					
Ca²⁺					

操作者：　　　　　　　　　　　　　　　　　时间：　年　月　日

注：用式(23-3)计算不同浊度脂浊对各电极测量带来的误差，评价干扰的大小。

$$干扰值_{脂浊} = C_N - C_1 \tag{23-3}$$

注意事项

（1）为保证电解质测定结果的准确性，实验前必须做好相应的准备工作，特别是质量控制应符合要求，以保障分析数据准确可靠。

（2）不同厂家、不同批号的质控血清中 NaN₃的浓度不同，在实际工作中应根据实验数据选择使用合适的质控血清。

（3）不同厂家、不同型号的电解质分析仪电极的抗干扰能力不同，同一浓度干扰物造成的干扰值大小也不同，在实际工作中需要注意。

思考题

（1）电解质分析仪测量中常见的影响因素有哪些？

（2）为什么高浓度的碘离子会对氯电极产生干扰？应该怎样避免？

（3）怎样去除脂浊标本对电极的干扰？

（王旭东　龚道元）

实验 24 气相色谱仪的使用与性能测试

实验目的

（1）掌握测试气相色谱仪运行性能指标的方法。
（2）熟悉气相色谱仪的基本操作方法。
（3）了解气相色谱仪的基本工作原理和结构。

实验器材

1. 仪器与耗材 气相色谱仪，氢气瓶（带减压阀），氮气瓶，热导池检测器，氢火焰离子化检测器（FID），火焰光度检测器（FPD），氮磷检测器（NPD），电子捕获检测器（ECD），10 μL 微量加样器（最大允许误差±12%），秒表（分度值≤0.01 s），空盒气压表（测量范围 80~1060 hPa，测量不确定度≤2.0 hPa），流量计（测量不确定度≤1%），铂电阻温度计（Pt100，最大允许误差±0.3 ℃），数字多用表或色谱仪检定专用测量仪。色谱填充柱：5% OV-101，80~100 目白色硅烷化载体，柱长 1 m；色谱毛细管柱：0.53 mm 或 0.32mm 口径等。

2. 试剂与标本 苯、甲烷、甲苯、正十六烷、异辛烷、甲基对硫磷、无水乙醇、偶氮苯、马拉硫磷、林旦（丙体六六六）等。

实验原理

气相色谱仪是在以适当的固定相做成的色谱柱管内，利用气体（载气）作为流动相，使试样（气体、液体或固体）在气体状态下展开，在色谱柱内分离后，各种成分先后进入检测器，用记录仪记录色谱图，根据各组分的保留时间和响应值进行定性、定量分析的仪器。

气相色谱仪的性能指标主要包括载气流速稳定性、柱箱温度稳定性、程序升温重复性、基线噪声、基线漂移、灵敏度、检测限等。按照国家计量检定规程（JJG700—2016）《气相色谱仪》的要求，气相色谱仪的主要技术指标应符合表 24-1 的要求。不论是气相色谱仪，还是液相色谱仪，基线噪声、基线漂移、检测限都是三个非常重要的指标，而对它们的检定只需使用标准物质即可进行，检定用标准物质见表 24-2。

表 24-1 气相色谱仪的计量性能要求

检定项目	计量性能要求				
	TCD	ECD*	FID	FPD	NPD
载气流速稳定性（10 min）	≤1%	≤1%	—	—	—
柱箱温度稳定性（10 min）	≤0.5%				
程序升温重复性	≤2%				
基线噪声	≤0.1 mV	≤0.2 mV	≤1 pA	≤0.5 nA	≤1 pA

NOTE

检定项目	计量性能要求				
	TCD	ECD*	FID	FPD	NPD
基线漂移（30 min）	≤0.2 mV	≤0.5 mV	≤10 pA	≤0.5 nA	≤5 pA
灵敏度	≥800 mV·mL/mg	—	—	—	—
检测限	—	≤5 pg/mL	≤0.5 ng/s	≤0.5 ng/s（硫）	≤5 pg/s（氮）
				≤0.1 ng/s（磷）	≤10 pg/s（磷）
定性重复性	≤1%				
定量重复性	≤3%				

注:TCD 为热导池检测器;ECD 为电子捕获检测器;FID 为氢火焰离子化检测器;FPD 为火焰光度检测器;NPD 为氮磷检测器,又称热离子检测器(TID)。

* 仪器输出信号使用赫兹(Hz)为单位时,基线噪声≤5 Hz,基线漂移(30 min)≤20 Hz。

表 24-2　检定用标准物质

标准物质名称		含量	相对扩展不确定度($\kappa=2$)	用途	备注
苯-甲苯溶液		5 mg/mL、50 mg/mL		TCD	液体
正十六烷-异辛烷溶液		10～1000 ng/μL		FID	
甲基对硫磷-无水乙醇溶液		10 ng/μL		FPD	
偶氮苯-马拉硫磷-异辛烷溶液	偶氮苯	10 ng/μL	≤3%	NPD	
	马拉硫磷				
丙体六六六-异辛烷溶液		0.1 ng/μL		ECD	
甲烷气体		100～10000 μmol/mol		TCD	气体
		10～10000 μmol/mol		FID	

仪器描述

典型的气相色谱仪一般包括气路系统(含气源及相应的压力流量调节控制、净化装置)、进样系统(含进样器、气化室)、分离系统(色谱柱)、检测系统(含检测器及相应的检测电路)、温度控制系统、数据处理和记录系统及电源系统。

实验步骤

(一) 气相色谱仪的基本操作

(1) 依照顺序开机,自检完毕后进入主菜单操作界面。

(2) 设定各部件(包括色谱柱箱、进样器和检测器)的温度,设置测定检测器。

(3) 通过载气总流量调节阀调节流量压力;打开信号输出通道,输出图谱。

(4) 进入柱箱程序升温项,设定升温程序。

(5) 进样分析和数据处理;实验完毕。

(6) 切断检测器电流(或熄灭火焰),关闭色谱柱箱、进样器、检测器的温度控制系统,待各部件温度冷却到接近室温后,关闭气源总阀,切断主机电源。

NOTE

（二）性能指标测试

1. 载气流速稳定性测试 选择适当的载气流速,待稳定后,用流量计测量,连续测量 7 次,求其平均值的相对标准偏差为其稳定性,结果应满足表 24-1 中相关要求。

2. 温度测试

（1）柱箱温度稳定性测试:把铂电阻温度计的连线连接到数字多用表(或色谱仪检定专用测量仪)上,然后把温度计的探头固定在柱箱中部,设定柱箱温度为 70 ℃。加热升温,待温度稳定后,连续测量 10 min,每分钟记录一个数据。按式(24-1)计算柱箱温度稳定性 Δt_1。对于采用封闭式柱箱的仪器不需要做柱箱温度稳定性测试。

$$\Delta t_1 = \frac{t_{\max} - t_{\min}}{\bar{t}} \times 100\% \tag{24-1}$$

式中:$t_{\max}$ 为温度测量的最高值(℃);$t_{\min}$ 为温度测量的最低值(℃);$\bar{t}$ 为温度测量的平均值(℃)。

（2）程序升温重复性测试:按"柱箱温度稳定性测试"条件和方法进行程序升温重复性测试。选定初温 60 ℃,终温 200 ℃。升温速率 10 ℃/min。待初温稳定后,开始程序升温,每分钟记录数据一次,直至达到终温。此实验重复 3 次,按式(24-2)计算出相应点的相对误差,取其最大值为程序升温重复性 Δt_2。对于没有程序升温功能的气相色谱仪不需要做程序升温重复性测试。

$$\Delta t_2 = \frac{t'_{\max} - t'_{\min}}{\bar{t}'} \times 100\% \tag{24-2}$$

式中:$t'_{\max}$ 为相应点的最高温度(℃);$t'_{\min}$ 为相应点的最低温度(℃);$\bar{t}'$ 为相应点的平均温度(℃)。

3. 检测器性能测试

1）测试条件 各检测器性能测试条件见表 24-3。

表 24-3 检测器性能测试条件一览表

设备及项目	检测器及测试条件				
	TCD	ECD	FID	FPD	NPD
色谱柱	液体检定:5% OV-101,80～100 目白色硅烷化载体(或其他能分离的固定液和载体)填充柱或毛细管柱。气体检定:60～80 目分子筛或高分子小球的填充柱或毛细管柱				
载气种类	N₂、H₂、He	N₂	N₂	N₂	N₂
燃气	—	—	H₂,流速选适当值	H₂,流速选适当值	H₂,流速按仪器说明书要求选择
助燃气	—	—	空气,流速选适当值	空气,流速选适当值	空气,流速按仪器说明书要求选择
柱箱温度	70 ℃左右,液体检定 50 ℃左右,气体检定	210 ℃左右	160 ℃左右,液体检定 80 ℃左右,气体检定	210 ℃左右,液体检定 80 ℃左右,气体检定	180 ℃左右
气化室温度	120 ℃左右,液体检定 120 ℃左右,气体检定	210 ℃左右	230 ℃左右,液体检定 120 ℃左右,气体检定	230 ℃左右	230 ℃左右
检测室温度	100 ℃左右	250 ℃左右	230 ℃左右,液体检定 120 ℃左右,气体检定	250 ℃左右	230 ℃左右

注:1. 毛细管柱检定应采用仪器说明书推荐的载气流速和补充气流速;

2. 在 NPD 检定前先老化铷珠,老化方法参考仪器说明书。

2）TCD 性能测试

（1）噪声和漂移:按表 24-3 的测试条件,选择灵敏挡,设定桥流或热丝温度,待基线稳定后,记录基线 30 min,选取基线中噪声最大峰峰高对应的信号值为仪器的基线噪声;基线偏离起始点最大的响应信号值为仪器的基线漂移。

NOTE

（2）灵敏度：根据仪器的进样系统，选择下面一种方法进行测试。

①用液体标准物质测试：按表 24-3 的测试条件，待基线稳定后，用已校准的微量注射器，注入 $1\sim2\ \mu L$ 浓度为 5 mg/mL 或 50 mg/mL 的苯-甲苯溶液，连续进样 7 次，记录苯峰面积。

②用气体标准物质测试：按表 24-3 的测试条件，通入 $100\sim10000\ \mu mol/mol$ 的甲烷气体标准物质（CH_4/N_2、CH_4/H_2 或 CH_4/He 标准气体），连续进样 7 次，记录苯峰或甲苯峰面积。

③灵敏度计算：按式（24-3）计算。

$$S_{TCD} = \frac{AF_c}{W} \tag{24-3}$$

式中：S_{TCD} 为 TCD 灵敏度（mV·mL/mg）；A 为苯峰或甲苯峰面积算术平均值（mV·min）；W 为苯或甲烷的进样量（mg）；F_c 为校正后的载气流速（mL/min）。

3）ECD 的性能测试

（1）噪声和漂移：按表 24-3 的测试条件，选择较灵敏挡，点火并待基线稳定后，记录基线 30 min，选取基线中噪声最大峰峰高对应的信号值为仪器的基线噪声；基线偏离起始点最大的响应信号值为仪器的基线漂移。

（2）检测限：按表 24-3 的测试条件，使仪器处于最佳工作状态，待基线稳定后，用微量注射器注入 $1\sim2\ \mu L$、浓度为 0.1 ng/μL 的丙体六六六-异辛烷溶液，连续进样 7 次，记录丙体六六六的峰面积。检测限按式（24-4）计算。

$$D_{ECD} = \frac{2NW}{AF_c} \tag{24-4}$$

式中：D_{ECD} 为 ECD 检测限（g/mL）；N 为基线噪声（mV）；F_c 为校正后的载气流速（mL/min）；W 为丙体六六六的进样量（g）；A 为丙体六六六峰面积的算术平均值（mV·min）。

4）FID 性能测试

（1）噪声和漂移：按表 24-3 的测试条件，选择较灵敏挡，点火并待基线稳定后，记录基线 30 min，选取基线中噪声最大峰峰高对应的信号值为仪器的基线噪声；基线偏离起始点最大的响应信号值为仪器的基线漂移。

（2）检测限：根据进样系统，选择下面一种方法进行检定。

①用液体标准物质测试：按表 24-3 的测试条件，待基线稳定后，用已校准的微量注射器，注入 $1\sim2\ \mu L$、浓度为 $10\sim1000$ ng/μL 的正十六烷-异辛烷溶液，连续进样 7 次，记录正十六烷峰面积。

②用气体标准物质测试：按表 24-3 的测试条件，通入 $10\sim10000\ \mu mol/mol$ 的甲烷气体标准物质，连续测定 7 次，记录正十六烷或异辛烷峰面积。

③检测限的计算：按式（24-5）计算。

$$D_{FID} = \frac{2NW}{A} \tag{24-5}$$

式中：D_{FID} 为 FID 检测限（g/s）；N 为基线噪声（A）；W 为正十六烷或异辛烷的进样量（g）；A 为正十六烷或异辛烷峰面积的算术平均值（A·s）。

5）FPD 性能测试

（1）噪声和漂移：按表 24-3 的测试条件，选择较灵敏挡，点火并待基线稳定后，记录基线 30 min，选取基线中噪声最大峰峰高对应的信号值为仪器的基线噪声；基线偏离起始点最大的响应信号值为仪器的基线漂移。

（2）检测限：按表 24-3 的测试条件，待基线稳定后，用已校准的微量注射器注入 $1\sim2\ \mu L$、浓度为 10 ng/μL 的甲基对硫磷-无水乙醇溶液，连续进样 7 次，记录硫或磷的峰面积。检测限按式（24-6）和式（24-7）计算。

$$硫：D_{FDP} = \sqrt{\frac{2N(Wn_S)^2}{h(W_{1/4})^2}} \tag{24-6}$$

$$磷：D_{FDP} = \frac{2NWn_P}{A} \tag{24-7}$$

式中：D_{FDP} 为 FPD 的检测限（g/s）；N 为基线噪声（mV）；A 为磷峰面积的算术平均值（mV·s）；W 为甲基对硫磷的进样量（g）；h 为硫的峰高（mV）；$W_{1/4}$ 为硫的峰高 1/4 处的峰宽（s）。

$$n_S = \frac{\text{甲基对硫磷分子中的硫原子个数×硫的相对原子质量}}{\text{甲基对硫磷的摩尔质量}} = \frac{32.07}{263.2} = 0.1218$$

$$n_P = \frac{\text{甲基对硫磷分子中的磷原子个数×磷的相对原子质量}}{\text{甲基对硫磷的摩尔质量}} = \frac{30.97}{263.2} = 0.1177$$

6）NPD 性能测试

（1）噪声和漂移：按表 24-3 的测试条件，选择量程灵敏挡和适当的衰减，待基线稳定后，记录 30 min，选取基线中噪声最大峰峰高对应的信号值为仪器的基线噪声；基线偏离起始点最大的响应信号值为仪器的基线漂移。

（2）检测限：按表 24-3 的测试条件，选择量程灵敏挡和适当的衰减，用微量注射器注入 $1\sim 2$ μL、浓度为 10 ng/μL 的偶氮苯与 10 ng/μL 的马拉硫磷-异辛烷混合溶液，连续进样 7 次，记录偶氮苯（或马拉硫磷）的峰面积。检测限按式（24-8）和式（24-9）计算。

$$\text{氮：} D_{NDP} = \frac{2NWn_N}{A} \tag{24-8}$$

$$\text{磷：} D_{NDP} = \frac{2NWn_P}{A} \tag{24-9}$$

式中：D_{NPD} 为 NPD 的检测限（g/s）；W 为注入的样品中所含偶氮苯（或马拉硫磷）的含量（g）；A 为偶氮苯（或马拉硫磷）的峰面积的算术平均值（A·s）；N 为基线噪声（A）。

$$n_N = \frac{\text{偶氮苯分子中的氮原子个数×氮的相对原子质量}}{\text{偶氮苯的摩尔质量}} = \frac{2\times14.01}{182.23} = 0.1538$$

$$n_P = \frac{\text{马拉硫磷分子中的磷原子个数×磷的相对原子质量}}{\text{马拉硫磷的摩尔质量}} = \frac{30.97}{330.35} = 0.0937$$

4. 定性定量重复性测试 仪器的定性定量重复性以连续测量 7 次溶质的保留时间和峰面积测量的相对标准偏差（RSD）表示，相对标准偏差（RSD）按式（24-10）计算。

$$\text{RSD} = \sqrt{\frac{\sum_{i=j}^{n}(X_i - \overline{X})^2}{(n-1)}} \times \frac{1}{\overline{X}} \times 100\% \tag{24-10}$$

式中：RSD 为定性定量重复性相对标准偏差（%）；n 是测量次数；X_i 是第 i 次测量的保留时间或峰面积；$\overline{X}$ 是 n 次进样的保留时间或峰面积算术平均值；i 是进样序号。

数据记录与处理

根据实验室的仪器条件，选择相应的检测器，记录测试数据，并对实验结果进行相应处理。

1. 检定条件测试 检定条件测试结果记录于表 24-4 中。

2. 载气流速稳定性测试 载气流速稳定性测试结果记录于表 24-5 中。

3. 柱箱温度稳定性测试 观察柱箱温度 10 min，每分钟记录一个数据，数据记录于表 24-6 中，求出数字多用表最大值 t_{max} 与最小值 t_{min} 所对应的温度差值 Δt。其差值与 10 min 内温度测量的算术平均值的比值，即为柱箱温度稳定性指数。

4. 程序升温重复性测试 选定初温 50 ℃，终温 200 ℃。升温速率 10 ℃/min 左右。待初温稳定后，开始程序升温，每分钟记录数据一次，直至终温稳定。此实验重复 3 次，求出相应点的最大相对偏差（表 24-7）。

5. 基线噪声的计算 实验过程中，待基线稳定后，在采集的基线图谱中，选择一个峰形最大的峰，将其放大，用它的最低点减去最高点，取绝对值。

6. 基线漂移的计算 实验过程中，待基线稳定后，空走 30 min，基线的最高点减去基线的最低点的绝对值除以 30 min。

NOTE

89

7. 检测限和定性定量重复性测试 进样 7 次,将其保留时间和峰面积记录在表 24-8 中并计算相应结果。

表 24-4　检定条件测试记录表

色谱柱			
柱箱温度/℃		检测器温度/℃	
气化室温度/℃		积分仪/色谱工作站型号	
标准物质名称		标准物质编号	
标准物质浓度		进样量	

表 24-5　载气流速稳定性测试结果记录表

n	1	2	3	4	5	6	7
F_c							
平均值							
RSD/(%)							

表 24-6　柱箱温度稳定性测试记录表

柱箱温度				
数据处理	$t_{max}=$	$t_{min}=$	$\Delta t=$	$\bar{t}=$
	柱箱温度稳定性指数($\Delta t/\bar{t}$)			

表 24-7　程序升温重复性测试记录表

时间/min	1	2	3	4	5	6	7	8	9	10	11	12	13	14	15
T_1/℃															
T_2/℃															
T_3/℃															
$\bar{T}$															
相对偏差															

注:T_1、T_2、T_3 分别表示第一、第二、第三次实验各分钟对应的温度;$\bar{T}$ 表示各分钟对应的平均温度。

表 24-8　检测限和定性定量重复性测试记录表

n	1	2	3	4	5	6	7	平均值	RSD/(%)	D(检测限)
t_R(保留时间)										
A(峰面积)										

注意事项

(1) 严格按照气相色谱仪的 SOP 操作仪器。

(2) 气相色谱仪在满足国家计量检定规程 JJG700—2016《气相色谱仪》所规定的通用技术要求的情况下方可进行性能测试。

(3) 操作前应该用试漏液检查气源及仪器里气体会通过的所有接头,保证无泄漏。

思考题

（1）简述气相色谱仪的工作原理和基本结构。

（2）气相色谱仪的性能检查主要包括哪些内容？其中重要的指标有哪些？

（3）通过调节气相色谱仪的使用与性能测试的哪些实验条件可达到其最佳分析状态？

（宫心鹏　胡志坚）

NOTE

实验 25　高效液相色谱仪主要性能指标的测定

实验目的

(1) 掌握高效液相色谱仪主要性能指标的测定方法。
(2) 熟悉高效液相色谱仪的结构。
(3) 熟悉高效液相色谱仪的基本操作。

实验器材

1. 仪器与耗材　高效液相色谱仪一台(包括二元梯度泵、进样器、柱温箱、紫外检测器),十八烷基硅烷键合硅胶色谱柱(C_{18}柱),超声波发生器,旋涡混合器等。
2. 试剂与标本　茶碱对照品、可可碱内标物、乙酸钠(分析纯)、冰乙酸(分析纯)、甲醇(色谱纯)、乙腈(色谱纯)、双蒸水等。

实验原理

高效液相色谱法(high performance liquid chromatography,HPLC)是一种将样品溶液中各复杂组分先分离后分析的现代分析技术,在临床中治疗药物监测等领域发挥着重要作用。如治疗支气管哮喘、肺气肿等疾病常用的茶碱,由于其治疗窗窄($10\sim 20$ μg/mL),易引起头晕、心悸、心律失常、血压剧降、惊厥等中毒症状,成为需常规监测药物之一。色谱条件和系统适用性是高效液相色谱分析的必备基础,为取得准确可靠的分析数据,分析前应对高效液相色谱分析系统的主要性能指标进行测试评估,并优化色谱条件,以满足对被测样品分析质量的要求。

高效液相色谱仪的主要性能指标,通常包括色谱柱的理论塔板数(n)、分离度(R)、重复性和拖尾因子(T)等参数。n 评价色谱柱的分离效能;R 评价待测组分与相邻共存物或难分离物质之间的分离程度;重复性考查连续加样中,色谱系统响应值的重复性能;T 评价色谱峰的对称性。其中 R 和重复性尤为重要。用规定的对照品溶液在选定的色谱系统中进行测定,求出 4 个性能参数,作为对色谱系统条件进行适当调整的依据,以保证分离效果和测量精度。

仪器描述

高效液相色谱仪由高压输液系统、进样系统、色谱分离系统、检测系统、数据处理及记录系统五大部分组成(图 25-1)。

高压输液系统含二元梯度泵,可以实现两个不同组成的流动相在色谱系统中的梯度洗脱,以实现多组分的高效分离;进样系统中定量管可准确进样;色谱分离系统的核心是色谱柱,常用的 C_{18} 柱是反相分配色谱柱,其填充物为十八烷基硅烷键合硅胶颗粒;紫外检测器能测定大部分的有机化合物;数据处理及记录系统可以准确记录数据、描绘色谱图和处理分析数据。

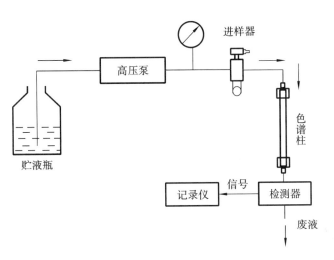

图 25-1　高效液相色谱仪的结构

实验步骤

（一）色谱条件

1. 色谱柱　C_{18}柱。

2. 流动相　乙酸盐缓冲液-乙腈（93∶7）。乙酸盐缓冲液的配制：取乙酸钠 1.36 g，加水 100 mL 使其溶解，加冰乙酸 5 mL，再加水稀释至 1000 mL，摇匀，在超声波发生器上脱气处理 15 min。

3. 流动相流速　0.8 mL/min。

4. 柱温　25 ℃。

5. 检测波长　205 nm。

6. 进样量　20 μL。

在此条件下，含茶碱对照品、可可碱内标物的空白血清色谱图上，两峰良好分离无干扰。

（二）标准溶液配制

分别准确称取经 105 ℃ 干燥至恒重的茶碱对照品、可可碱内标物，分别置于 25 mL 容量瓶中，加入甲醇溶解并定容至刻度，得茶碱、可可碱标准贮备液（100 μg/mL），于 4 ℃ 冰箱贮存。使用时取适量标准贮备液于空白血清中，配制为含茶碱和可可碱各 10 μg/mL 的标准溶液，作为性能参数测定溶液。

（三）血清样品处理

精密量取血清样本 0.2 mL，置于 1.5 mL 尖底塑料离心管中，加入甲醇 0.5 mL，旋涡混匀 3 min，以 12000 r/min 的转速离心 5 min，取上清液，经 0.45 μm 过滤器过滤，取 20 μL 进样。

（四）高效液相色谱仪主要性能指标的测定

1. 高效液相色谱仪的基本操作　按照仪器使用说明书操作，打开仪器，自检完成后进入操作模式。待仪器液路和电路系统达到平衡，色谱基线平直时，即可进样分析。

2. 理论塔板数（n）、分离度（R）和重复性的测定　在规定的色谱条件下，吸取已按"（三）血清样品处理"方法处理的系统适用性实验溶液 20 μL 进样。重复进样 5 次，记录色谱图，并将茶碱和可可碱的保留时间、色谱峰宽等数据填写于表 25-1 中。

3. 拖尾因子（T）的测定　在记录第 2 项实验数据时，同时测量并记录 5% 峰高处的峰宽（$W_{0.05h}$）、5% 峰高出峰顶点至峰前沿之间的距离（d）。

测量方法见图 25-2。

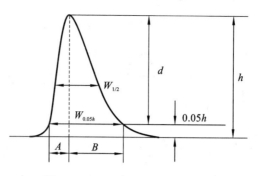

图 25-2 $W_{0.05h}$ 和 d 的测量示意图

数据记录与处理

1. 理论塔板数(n)和分离度(R)的计算 用式(25-1)或式(25-2)计算理论塔板数,用(25-3)计算分离度,将原始数据和计算结果记录于表 25-1 中。

$$n = 16 \left(\frac{t_R}{W} \right)^2 \tag{25-1}$$

式中:n 为理论塔板数;W 为色谱峰宽;t_R 为色谱峰保留时间。

$$n = 5.54 \left(\frac{t_R}{W_{1/2}} \right)^2 \tag{25-2}$$

式中:$W_{1/2}$ 为色谱峰半峰宽度。

$$R = \frac{2(t_{R2} - t_{R1})}{W_1 + W_2} \tag{25-3}$$

式中:R 为分离度;t_{R1}、t_{R2} 分别为茶碱和可可碱色谱峰的保留时间;W_1、W_2 分别为茶碱和可可碱色谱峰的峰宽。

表 25-1 理论塔板数(n)和分离度(R)的测定

测定次数	1		2		3		4		5		平均值	
	茶碱	可可碱	茶碱	可可碱	茶碱	可可碱	茶碱	可可碱	茶碱	可可碱	茶碱	可可碱
t_R												
W												
n												
R												

计算 n 和 R 的平均值。理论塔板数按茶碱峰计算不低于 5000,可可碱峰与茶碱峰的分离度应大于 2.0。

2. 重复性的确定 记录色谱峰保留时间(t_R)和峰面积(A),数据处理结果记录于表 25-2 中。

表 25-2 重复性的测定

测定次数	1	2	3	4	5	平均值	RSD/(%)
t_R							
A							

注:RSD 为相对标准偏差。

计算 t_R 和 A 的平均值及 RSD,规定二者的 RSD≤2.0%。

3. 拖尾因子 按式(25-4)计算 T 值,数据处理结果记录于表 25-3 中。

$$T = \frac{W_{0.05h}}{2d} \tag{25-4}$$

NOTE

表 25-3 拖尾因子的测定

测定次数	1	2	3	4	5	平均值
$W_{0.05h}$						
d						
T						

峰高法定量时,T 值应为 $0.95\sim1.05$。

实验结束,对所有的参数进行评价。若部分指标超出规定值,为满足系统适用性,在不对分析方法做根本改变的情况下,可对色谱条件如色谱柱的长度、流动相的配比和流速、柱温、检测器的灵敏度等做适当调整。

注意事项

(1) 为了确保最终操作结果的有效性,在进行主要性能指标测定前,应做适当的准备工作。

(2) 在反相色谱分析系统中,在一定程度上调整色谱分析条件不能总是达到既定的性能要求时,可考虑更换色谱柱。

思考题

(1) 高效液相色谱分析系统通常需要考查哪些性能指标? 各性能指标的作用是什么?

(2) 可可碱在实验中起什么作用?

(3) 若实验所获得的理论塔板数(n)和分离度(R)太小,应该如何改善实验条件?

(余 蓉 李云慧)

NOTE

实验 26　基质辅助激光解吸电离串联飞行时间质谱仪的使用与微生物鉴定

实验目的

（1）熟悉 MALDI-TOF-MS 工作原理及在细菌鉴定方面的应用。

（2）熟悉 MALDI-TOF-MS 常见的故障及排除方法。

（3）了解利用 MALDI-TOF-MS 建立和分析细菌指纹图谱的方法。

实验器材

1. 仪器与耗材　基质辅助激光解吸电离串联飞行时间质谱仪（MALDI-TOF-MS）、高速离心机等。

2. 试剂与样本　细菌培养基（LB 培养基），细菌菌株（金黄色葡萄球菌和大肠埃希菌），50 mg/mL 2,5-二羟基苯甲酸（DBH），50% 乙腈，0.1% 三氟乙酸（TFA）等。

实验原理

MALDI-TOF-MS 基于被测样品离子的质荷比（m/z）进行分析。其原理是将样本（新鲜菌落或生物标本）与基质混合涂于检测靶盘上形成共结晶，利用激光作为能量来源辐射结晶体，基质分子吸收能量使样品分子吸附并电离，生成不同质荷比的带电离子。样品离子在加速电场下获得相同功能，经高压加速、聚集后进入质量分析器进行质量分析。离子的质荷比与飞行时间的平方成正比，经计算机处理，绘制成不同细菌的特征质量图谱，通过软件分析比较，可在数分钟内实现对目标微生物的鉴定和分类。

MALDI-TOF-MS 鉴定微生物基于已知菌种数据库，通过对待测微生物进行检测，获得其蛋白质谱图，再与数据库中的微生物参考谱图比对，从而得到鉴定结果。

仪器描述

MALDI-TOF-MS 主要由七部分组成，包括进样系统、离子源、加速器、质量分析器、离子检测器、真空系统和计算机控制系统。其中离子源和质量分析器是其核心部件。待测样品通过进样系统进入离子源，使样品中待测分子离子化，样品离子通过离子引导系统进入加速器，利用电场或磁场使不同质荷比的离子在空间上和时间上分离，由质量分析器进行质荷比分析，并聚焦到检测器上而得到质谱图。离子源、加速器、质量分析器和离子检测器均需在真空系统中工作。

实验步骤

1. 配制基质溶液　50 mg/mL DBH＋50% 乙腈＋0.1% TFA。

2. 质谱鉴定样品前处理

（1）细菌菌株来源：收集临床各种感染来源的细菌菌株（如金黄色葡萄球菌和大肠埃希菌）。

（2）细菌单菌落培养：所得菌株按照 1% 比例接种于 5 mL LB 培养基中，在 37 ℃恒温培养振荡器中培养 8 h。

（3）收集菌体：取 1 mL 培养液于 EP 管内，10000 r/min 离心 2 min，去上清，收集菌体。

（4）固定灭活：在上述 EP 管内菌体上加 75% 乙醇溶液 900 μL 混匀、灭活，10000 r/min 离心 2 min，轻轻弃去上清液，再离心一次，尽量弃去乙醇。

（5）细菌重悬液制备：在上述 EP 管内菌体洗涤两次（灭活菌体上加超纯水，混匀，10000 r/min 离心 2 min，轻轻弃去上清液）后，加 1 mL 超纯水，混匀，得细菌重悬液。

3. MALDI-TOF-MS 检测

（1）点样：用微量加样器取 1 μL 细菌重悬液与 1 μL 基质溶液充分混匀后，滴加到 384 点靶的不锈钢样品靶上（每个靶点内滴 1 滴，每滴 0.5～1.0 μL）。将点好试样的样品靶置于室温下，待样品点溶剂挥发，样品与基质形成共结晶。

（2）质谱分析：样品靶完全干燥后，将靶板放入 MALDI-TOF-MS 中检测。仪器设定如下：线性模式、正离子谱测定、激光频率 60 Hz、采集相对分子质量质谱、加速电压 20 kV、离子源加速电压 16.7 kV、170 ns 离子延时引出。

4. 数据分析

（1）图谱做前期修饰性处理：打开分析软件（Flex Analysis Version 3.0），对图谱做前期修饰性处理，包括平滑、基线、衰减及标峰处理（信噪比＞5），观察重复性和稳定性。

（2）主成分分析：打开细菌鉴定数据库（ClinProTool™ 2.0），选择细菌数据库，根据自己菌株情况选择菜单命令进行鉴定；同一菌株重复 3 次检测，以判断该方法的重复性和稳定性。

数据记录与处理

细菌鉴定结果记录于表 26-1 中。

表 26-1　MALDI-TOF-MS 常见菌鉴定结果

鉴定菌株序号	匹配的数据库菌株号	可信度分数
1		
2		
3		
4		
5		

注意事项

（1）需定期检查 MALDI-TOF-MS 干燥剂颜色的变化，一般每周均需检查。影响干燥剂效果的因素包括使用频率、环境湿度等。如果干燥剂颜色由鲜橙色变为浅黄色或仪器抽真空时间明显延长（超过 10 min），则需要更换干燥剂或进行再生处理。

（2）干燥剂再生处理：将待处理硅胶干燥剂薄铺于搪瓷试剂盘中，放在实验室烘箱（110 ℃）中过夜，干燥剂冷却后才能重新装入瓶内。再生处理后，干燥剂会恢复橙黄色。

（3）清洁靶板：装载靶板过程中，可能会将手指纹留在靶板上，用乙醇擦拭即可。

（4）MALDI-TOF-MS 在微生物鉴定中具有准确度高、灵敏度高、快速、高通量、受样本中杂质的影响较小并可直接检测等优势。但仍有其局限性，表现为数据库尚不完善，对于病原菌亚种的鉴定会造成误差，对于一些少见菌种鉴定困难；虽然可以使用质谱技术进行耐药性研究，但目前大部分细菌和真菌的耐药机制还不明确；国内外该技术起步相对较晚，各临床实验操作习惯的差异会对

NOTE

实验的重复性造成影响,亟待解决标准化问题;MALDI-TOF-MS 价格昂贵,一次性投入成本高,在标本量不大的基层医院难以普及。

思考题

(1) MALDI-TOF-MS 的基本工作原理是什么?

(2) MALDI-TOF-MS 由哪几部分构成?

(3) MALDI-TOF-MS 微生物鉴定有何优缺点?

(4) MALDI-TOF-MS 主要应用范围有哪些?

(高社军　胡志坚)

NOTE

实验 27　流式细胞分析仪的使用与常见故障排除

实验目的

(1) 熟悉流式细胞分析仪的分析和分选原理。

(2) 熟悉流式细胞分析仪常见的故障及排除方法。

(3) 了解利用流式细胞分析仪进行参数测量和细胞分选的方法。

实验器材

1. 仪器及耗材　流式细胞分析仪,四色荧光微球 1 瓶等。

2. 试剂与标本　IgG_1-FITC、IgG_1-PE、IgG_1-PerCP 抗体,抗 CD3-PerCP、抗 CD4-FITC、抗 CD8-PE 荧光标记抗体,溶血剂等。

实验原理

分析原理:待测细胞悬液经特异荧光染料染色后,在压力引导下经样品管垂直进入流动室;同时高压鞘液从鞘液管中喷出,包绕细胞悬液做高速流动,使待测细胞单个排列,依次通过检测区域,与水平方向的激光束垂直相交并被照射,从而发出特定波长的荧光,同时产生特征性散射光。这些信号分别被成 90°角方向放置的光电倍增管荧光检测器和前向角放置的光电二极管散射光检测器接收,转换为电子信号并传输至计算机数据处理单元。计算机通过相应的软件分析这些数字信息,就可以得到一系列有用的生物信息,如细胞的大小与形态、细胞内颗粒的结构的数量与形状、细胞核的形状、细胞表面或细胞质中靶蛋白的含量、细胞 DNA/RNA 的含量、细胞 DNA 断裂等信息。

分选原理:在压电晶体加上频率为 30 kHz 的信号使喷嘴产生机械振动,流动室即随之振动,使通过测量区的液柱断裂成一连串均匀的液滴。一部分液滴中含有单个细胞,而细胞特质是在进入液滴以前已经被测定了的,如果其特征与被选定要进行分选的细胞特征相符,则仪器在这个被选定的细胞刚形成液滴时给整个液滴充以指定的电荷,而未被选定的细胞所形成的液滴和不包含细胞的空白液滴不被充电。带有电荷的液滴向下落入偏转板的高压静电场时,按照所带电荷符号向左或向右偏转,落入指定的收集器内,完成分类收集。

仪器描述

流式细胞分析仪的结构一般由流动室和液流驱动系统、激光光源与光束成形系统、光学系统、信号检测与分析系统、细胞分选系统组成。流动室是仪器的核心部件,由石英玻璃制成,室内充满了鞘液;光学系统由若干组透镜、滤光片及小孔组成。

实验步骤

(一) 流式细胞分析仪器的使用

1. 用荧光微球校正光路　将荧光微球在室温下放置 10 min,混匀后,取约 0.5 mL 微球放入

NOTE

99

12 mm×75 mm 流式细胞分析仪专用试管,加入 500 μL 鞘液,混匀后放入样本台,选择 Flow-check 程序。当仪器采集的光路数达到 5000 个时,记录 FS 光路及荧光 $FL_1 \sim FL_4$ 的半峰宽变异系数 (HPCV)测定值(应小于 2%)于表 27-1 中。

若 HPCV 测定值不达标,应采取校正措施(仪器预热达 20 min 后重测、排除气泡干扰后重测、清洗仪器后重测)。若仍未达标,则须请厂家进行光路调整。

2. T 淋巴细胞亚群($CD3^+T$、$CD4^+T$、$CD8^+T$)的分析

(1)标本准备:取干燥洁净流式试管 2 支,一支加阴性试剂 IgG_1-FITC/IgG_1-PE/IgG_1-PerCP 20 μL 做对照管,一支加抗 CD3-PerCP、抗 CD4-FITC、抗 CD8-PE 三色试剂各 20 μL,分别加入新鲜 $EDTA$-K_2 抗凝外周血 50 μL,避光反应 15~20 min,加 450 μL 溶血剂避光放置 15 min,待测。

(2)上机检测:仪器进入正常工作状态后,建立并选择 CD4/CD8/CD3 三色检测方案,用阴性对照管调电压。电压调节达到要求后对测定管进行检测。检测结果记录于表 27-2 中。

3. 分选 $CD3^+T$ 细胞 按上面的实验准备条件,设定分选方案定义靶细胞,设置分选逻辑门对 $CD3^+T$ 细胞进行分选。

(二)流式细胞分析仪器常见故障的设置及排除

1. 鞘液压力报警及排除

(1)故障产生原因:鞘液压力固定输出为 4PSI。压力故障一般是由与鞘液相关的管道漏气引起或由调压阀偏移所致,极少数由传感器问题引起。

(2)本故障的设置:①调节调压阀,使"Sheath pressure"<4PSI;②拧松鞘液筒盖。

(3)故障的仪器显示:"Sheath pressure error"或"Sheath pressure warning"。

(4)故障的排除:①拧紧鞘液筒盖,使压力增加;②鞘液筒上接头因老化导致漏气,更换接头;③调节调压阀,使"Sheath pressure"为 4PSI。

2. 真空压力报警及排除

(1)故障产生原因:废液不能正常排放或液面水平传感器自身损坏导致的错误报警。

(2)本故障的设置:真空瓶内装满液体。

(3)故障的仪器显示:"Vaccum chamber error"或"Vaccum chamber warning"。

(4)故障的排除:①更换液面传感器,应急处理可以拔出传感器插头;②检查排废液管道是否堵塞。

3. 系统压力报警及排除

(1)故障产生原因:①由于系统内部压力小,压力表和气泵压力表显示值低;②汽水隔离瓶漏气;③交流电磁阀不密封;④电源箱接头松动;⑤主机管道漏气。

(2)本故障的设置:调节压力表使其小于 30PSI。

(3)故障的仪器显示:"System pressure error"或"System pressure warning"。

(4)故障的排除:①调节压力表使其等于或略大于 30PSI;②检测汽水隔离瓶是否漏气;③检查交流电磁阀是否漏气;④检查电源箱面板接头是否插紧;⑤检查主机管道是否漏气或管道是否脱落等。

4. 样品压力报警及排除

(1)故障产生原因:由于试管口变形或有裂缝、试管尺寸不合、进样针上方的 O 形橡圈老化。

(2)本故障的设置:使用试管口有裂缝的试管。

(3)故障的仪器显示:"Sample pressure error"。

(4)故障的排除:①更换流式细胞分析仪器专用试管;②更换 O 形橡圈。

数据记录与处理

1. Flow-check 校准光路 HPCV 测定值 记录于表 27-1 中。

表 27-1 Flow-check 校准光路 HPCV 测定值

	HPCV 测定值	备 注
FS		
FL₁		
FL₂		
FL₃		
FL₄		

2. 外周血淋巴细胞亚群测定结果 记录于表 27-2 中。

表 27-2 外周血淋巴细胞亚群测定结果

报 告 内 容	测 定 值	备 注
CD3		
CD4		
CD8		

注意事项

（1）按照规定的顺序开机，同时检查鞘液筒（八成满）并加 200 mL 漂白液，排出管路气泡，预热约 20 min。

（2）上机前所有要经过样品管的溶液（包括待测细胞悬液），均要使用规定的过滤网过滤，避免溶液中的杂质、细胞团或沉淀物阻塞仪器管路。

（3）免疫荧光分析时，所有操作环节尽可能在避光条件下进行，以减少测定误差。

（4）流式细胞分析仪属于精密仪器，故障的排除需谨慎，无法解决时应求助厂家工程师。

思考题

（1）流式细胞分析仪的基本工作原理是什么？

（2）流式细胞分析仪的基本构成有哪几部分？

（3）如何校正流式细胞分析仪的流路和光路？

（4）流式细胞分析仪常见的故障有哪些？如何排除？

（李木兰 任伟宏）

NOTE

实验 28 HBV-DNA 荧光定量检测标准曲线的建立

实验目的

(1) 掌握 HBV-DNA 荧光定量检测标准曲线的建立方法。
(2) 熟悉荧光定量 PCR 仪的工作原理与使用方法。

实验器材

1. 仪器与耗材 荧光定量 PCR 仪等。

2. 试剂标本 HBV-DNA 荧光定量 PCR 试剂盒,包括 HBV PCR 缓冲液、Taq 酶、$MgCl_2$、荧光探针、核酸提取液 A、核酸提取液 B、阳性血清对照品、弱阳性血清对照品、阴性对照品、HBV 标准品 1(7.5×10^7 IU/mL)、HBV 标准品 2(7.5×10^6 IU/mL)、HBV 标准品 3(7.5×10^5 IU/mL)、HBV 标准品 4(7.5×10^4 IU/mL)、HBV 标准品 5(7.5×10^3 IU/mL)等。

实验原理

PCR 扩增由变性—退火—延伸 3 个基本反应步骤构成。模板 DNA 的变性过程为模板 DNA 经加热至 93 ℃左右一定时间后,模板 DNA 双链或经 PCR 扩增形成的双链 DNA 解离,成为单链;退火(复性)是模板 DNA 经加热变性成单链后,温度迅速降至 55 ℃左右,引物与模板 DNA 单链的互补序列配对结合;引物的延伸通过 DNA 模板-引物结合物在 TaqDNA 聚合酶的作用下,以 dNTP 为反应原料,靶序列为模板,按碱基配对与半保留复制原理,合成一条新的与模板 DNA 链互补的半保留复制链。重复循环变性—退火—延伸 3 个过程,就可获得更多的"半保留复制链",而且新合成链又可成为下次循环的模板。每完成 1 个循环需 2～4 min,2～3 h 就能将待测目的基因扩增放大几百万倍。这是普通 PCR 的原理。

荧光定量检测 HBV-DNA 的原理为 TaqMan PCR 技术,即增加 1 个标记有淬灭基团和报告基团的特异性探针,退火时该探针可与模板 DNA 结合成双链,此时的探针或未结合的探针,由于淬灭基团的作用,报告基团的荧光在受激光照射时,不发出荧光。在延伸阶段,当从引物向 3'端合成至探针处,由于 TaqDNA 酶的外切活性,可将探针上的淬灭基团和报告基团分离,此时报告基团在接受激光照射时,可发出荧光,其荧光强度与原始模板的数量成正比,即可检测样本中微量的 HBV。

仪器描述

荧光定量 PCR 仪通常由 PCR 扩增系统和荧光检测系统组成。荧光检测系统包括激发光源和检测器,激发光源一般为发光二极管(LED)或卤钨灯,而目前常用的检测器是超低温电荷耦合器件(CCD)成像系统和光电倍增管(PMT)。为检测扩增过程中微弱的荧光强度变化,荧光定量 PCR 扩增仪增加了微量荧光检测光学系统、微电路控制系统、计算机及应用软件系统。在 PCR 的每一循环结束时,仪器的 LED 冷光源(或卤钨灯)发射出激发光经过滤光器或分光镜、折射镜和透镜,单色激发光投射到扩增的反应液中,其中的荧光物质受到激发后,产生特定的发射光,经透镜、折射镜、分光镜,最后在 CCD 相机上成像(图 28-1)。图像传输给计算机软件系统,经分析后显示出荧光强度增长曲线,荧光的强弱与标本中的 DNA 量成正比。

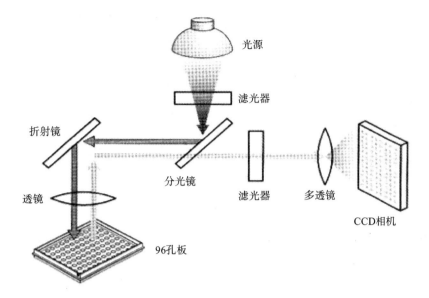

图 28-1 荧光定量 PCR 仪检测流程示意图

实验步骤

(一)反应液配制

按样本数 $n(n=$ 待检血清样本数+血清对照品 3 个+定量标准品 5 个)配制反应液:取 HBV PCR 缓冲液 $n\times30$ μL、$MgCl_2$ $n\times5$ μL、Taq 酶 $n\times3$ μL 混于离心管中,旋涡振荡器上振荡混匀 10 s,按每管 43 μL 分装。分装后反应管可在 2~8 ℃放置 3 h。

(二)样本准备

(1)取试剂盒中的对照品各 50 μL,分别加到 0.5 mL 离心管中。

(2)加入 50 μL 核酸提取液 A,振荡混匀。

(3)高速(13000 r/min)离心 10 min。

(4)弃去上清液,离心时注意固定离心管方向,尽可能吸弃上清液且不触碰沉淀。

(5)再加入 50 μL 核酸提取液 B,振荡混匀。

(6)低速(2000 r/min)离心 10 s。

(7)100 ℃干浴或沸水浴 10 min。

(8)高速(13000 r/min)离心 10 min,保留上清液备用。

(9)如果样本裂解产物当天不使用,则要保存在−20 ℃。

(三)检测

1. 加样(样本处理区)

(1)若样本及对照品裂解产物保存在−20 ℃,使用前应置室温解冻,以 13000 r/min 离心 5 min。

(2)阳性工作标准品使用前置室温解冻,振荡混匀。

(3)向所设定的 n 支 PCR 反应管中分别加入步骤(1)中处理过的待检血清样本,阴性对照品、弱阳性血清对照品、阳性血清对照品以及定量标准品各 5 μL。

(4)盖紧管盖,将 PCR 反应管转移至检测区,置于荧光定量 PCR 仪上,记录各样本摆放顺序。

NOTE

2. PCR 扩增(检测区)

(1) 循环扩增条件:将各反应管放入荧光定量 PCR 仪中,按下列条件扩增。循环程序设置如下。

50 ℃,2 min,循环数 1 个。

94 ℃,5 min,循环数 1 个。

94 ℃,5 s,循环数 40 个。

60 ℃,40 s,循环数 40 个。在 60 ℃时测定荧光强度。

(2) 若实验使用的是多通道荧光定量 PCR 仪,需选择 FAM 荧光探针的通道。

（四）结果分析

PCR 运行结束后,点击"Analysis",再点击"Results",软件将自动进行结果分析,也可点击 Σ△ 手动进行结果分析。

1. 标准曲线自动生成 使用软件,根据标准品的浓度和 CT 值,自动拟合标准曲线,并计算各样品孔的浓度。

2. 人工绘制标准曲线

(1) 将标准品的 Log 值、CT 值记录于表 28-1。

表 28-1　标准品和各对照品及其 CT 值记录表

编　　号	单位/(IU/mL)	Log 值	CT 值
标准品 1	$\times 10^7$		
标准品 2	$\times 10^6$		
标准品 3	$\times 10^5$		
标准品 4	$\times 10^4$		
标准品 5	$\times 10^3$		
阴性对照品	$< 10^3$		
弱阳性对照品	$\times 10^3$		
阳性对照品	$\times 10^7$		

(2) 根据表 28-1 数据,采用 Excel 软件或 WPS 数据处理软件绘制标准曲线,贴于图 28-2 框内。

图 28-2　HBV-DNA 检测定标标准曲线

（3）计算得到直线回归方程 $Y = \beta X + \alpha$。

（4）根据样本的 CT 值，从图 28-2 查得 Log 值或根据上述直线方程计算出 Log 值，查反对数，即为样本的 HBV DNA 含量（IU/mL）。

3. 实验结果有效性判断

（1）标准曲线的拟和度应在 -0.999 至 -1 之间，否则视为定量结果无效。

（2）两个阴性对照品的 CT 值应无数值，拷贝数应为 0.0 IU/mL。

（3）阳性对照品的 CT 值应不小于 30.0，HBV-DNA 拷贝数应为 $1.0 \times 10^5 \sim 1.0 \times 10^7$ copies/mL。

（4）弱阳性对照品的 CT 值应大于阳性对照品的 CT 值，并不小于 38.0。

数据记录与处理

（1）标准品和各对照品及其 CT 值数据记录于表 28-1 中。

（2）绘制 HBV DNA 检测标准曲线（图 28-2）。

（3）计算回归方程。

注意事项

（1）遵守实验室管理规范，严格按照《医疗机构临床基因扩增检验实验室管理办法》（卫办医政发〔2010〕194 号）执行。

（2）实验应严格分区操作，各区物品均为专用，不得交叉使用，避免污染。第一区为 PCR 前准备区（准备扩增所需试剂）；第二区为样本处理区（处理待测样本和对照品）；第三区为检测区（PCR 扩增检测）。实验后即刻清洁工作台。

（3）试剂盒内各试剂使用前，必须充分融化并振荡混匀之后按要求离心处理。

（4）在 -20 ℃保存的样本裂解产物，应在加样前置室温解冻，做短暂离心后使用。

（5）分装有反应液的反应管应盖上盖子或装入密实袋内再转移至样本处理区。

（6）加样时应使样品完全落入反应液中，不应有样品黏附于管壁上，加样后应尽快盖紧管盖。

（7）扩增完毕立即取出反应管，密封在专用塑料袋内，丢弃于指定地点。

（8）反应液分装时应尽量避免产生气泡，上机前注意检查各反应管是否盖紧，以免荧光物质泄漏污染仪器。

（9）实验中用过的吸头直接放入盛有 1% 次氯酸钠的废物缸内，并与其他废物一同灭菌后丢弃。工作台及各物品定期用 1% 次氯酸钠、75% 乙醇或紫外灯进行消毒。

思考题

（1）简述荧光定量 PCR 仪的检测原理。

（2）如何判断 PCR 实验结果的有效性？

（3）简述荧光定量 PCR 仪标准曲线的制作步骤。

（朱中元　胡志坚）

实验 29　全血样本 DNA 提取和质量检测

实验目的

(1) 熟悉核酸提取仪的工作原理。
(2) 熟悉提取 DNA 的质量检测标准和要求。
(3) 了解熟悉核酸提取仪的结构和维护保养要点。

实验器材

1. 仪器与耗材　核酸提取仪,紫外分光光度计,电泳仪,微量加样器等。
2. 试剂与样本　DNA 提取试剂(从生物技术公司购买),试剂组成通常包括裂解缓冲液、M-PVA 磁珠/结合缓冲液、洗涤液、洗脱缓冲液等;EDTA 抗凝全血;1%琼脂糖凝胶;EB 染色液等。

实验原理

核酸提取仪使用的磁性载体包括固定的磁棒和可移动的磁珠。固定的磁棒又称固定体,为吸附磁珠提供磁场;磁珠是带有硅涂层的磁性树脂。磁珠表面连接了可特异性与 DNA 发生结合的功能基团,具有可逆吸附核酸的特性。通常采用带有氨基、巯基、环氧基等基团的活化试剂对磁珠表面包被的高分子物质进行化学修饰。若裂解液提供适宜的离子强度、pH 等条件,磁珠就可以有效地吸附 DNA。样品、样品裂解液和磁珠按比例充分混合,裂解释放的核酸特异性吸附到磁棒上,蛋白质等分子则不被吸附而留在溶液中;在磁场力的作用下,带有核酸的磁珠吸附在磁棒上,与溶液分离,弃掉分离后的溶液;加入洗涤液,反复洗涤,去除杂质;弃掉洗涤液,得到纯核酸,用于进一步核酸检测分析。

仪器描述

核酸提取仪主要包括机械部分、控制部分和软件部分。机械部分由磁棒、磁套和 96 孔板运送架组成。机械部分在控制系统的控制下,完成吸附、结合、搅拌、洗涤、晾干、洗脱、释放磁珠等动作。软件部分的主要功能是建立方案,控制仪器磁棒、磁套等部件的运动,带动磁珠在不同缓冲液之间转移,完成全部核酸提取工作。

实验步骤

(一) 自动核酸提取仪工作流程

自动化核酸提取仪的工作流程一般包括裂解释放→磁珠特殊结合→磁珠-核酸复合物洗涤→核酸洗脱→下游检测,单个管子、转移液体核酸提取仪(如 M2000sp)的操作流程见图 29-1,多个管子、转移磁珠核酸提取仪(如 Ezbead)的操作流程见图 29-2。

(二) 实验步骤

1. 样本准备　用 EDTA 抗凝真空采血样管留取血样 5 mL,于 6 h 内完成 DNA 提取。

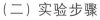

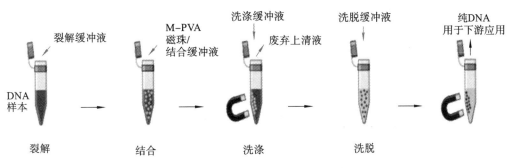

图 29-1 单个管子、转移液体核酸提取仪操作流程

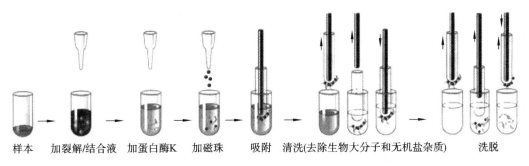

图 29-2 多个管子、转移磁珠核酸提取仪操作流程

2. 核酸提取 不同核酸提取仪的操作方法不同,实验前应仔细阅读仪器使用说明书,严格按仪器操作程序和核酸提取试剂盒要求进行。一般实验方法如下。

(1) 开机:打开核酸提取仪开关按钮和电脑。

(2) 确认:确认核酸提取仪平台中各个模块摆放与所要执行的程序一致。

(3) 耗材和试剂准备:根据样本数量准备好相应实验耗材和试剂(按照试剂说明书进行配制),确保能够顺利完成本次实验。

(4) 装载耗材和试剂:按照实验耗材、试剂、样本顺序进行装载,并确保装载位置正确。

(5) 放置垃圾袋:在废料区放置双层医疗垃圾袋。

(6) 开启控制软件:在电脑桌面相应位置打开核酸提取仪控制软件。

(7) 选择实验程序:选择所要执行的实验程序。

(8) 核酸提取:仪器初始化完成后输入相应样本数,点击开始按钮,执行相应实验程序,完成 DNA 自动提取过程。

(9) 提取后 DNA 处置:提取后的纯 DNA 应及时进行下游检测,如 HBV-DNA 荧光定量 PCR 检测等。当同一个受检者的 DNA 样品要进行多个检测时,应将 DNA 样品分装后保存。

(10) 清洁维护:实验结束后进行清洁维护操作,并将产生的医疗废物按照医疗废物处理规范进行处理。

(11) 关机:按程序进行关机。

3. 提取 DNA 质量检测

(1) DNA 的纯度检测:使用紫外分光光度计,测定 260 nm 和 280 nm 的吸光度(A)。在 TE 缓冲液中,纯 DNA 溶液 $A_{260}/A_{280}=1.8$,若 $A_{260}/A_{280}>2.0$,则可能有 RNA 污染。

(2) DNA 提取的产率:仪器 DNA 提取的产率以 TE 缓冲液 DNA 浓度表示,DNA 浓度($\mu g/mL$)$=A_{260}\times50\times$稀释倍数(注:1OD 值相当于 50 $\mu g/mL$ 双链 DNA)。不同 DNA 分析检测时的提取产率要求不同,如测序技术 DNA 要求 OD 值介于 1.6～1.8,浓度>50 ng/μL,通常建议浓度控制在 50～100 ng/μL,总量控制在 20 μg 以上。

(3) DNA 的完整性判断:将所得 DNA 样品进行 1% 琼脂糖凝胶电泳,电压 100 V,电泳 1 h,EB 染色后,用紫外凝胶系统拍照。合格的 DNA 样本可见一条完整的大片段条带,没有弥散性的条带。

NOTE

若电泳图上出现明显的拖尾现象,说明有降解的小分子 DNA 片段存在。

数据记录与处理

数据记录于表 29-1 中。

表 29-1 全血样本 DNA 提取实验记录表

实验日期			实验室		
实验仪器					
试剂批号			试剂有效期		
冰箱温度	冷藏室(2～8 ℃)	℃	冷冻室(-26～-18 ℃)		℃
实验室温度(允许范围:10～30 ℃)		℃	相对湿度允许范围(30%～70%)		℃
所处理的标本(对应标本的唯一编号)					
DNA 纯度(A_{260}/A_{280})					
DNA 浓度(A_{260})/(ng/μL)					
DNA 的完整性					
操作者(姓名)					

注意事项

1. 提取方法的选择　本实验是常规 DNA 提取的实验方法。临床病原体等 DNA 检测时应依据诊断试剂的相关要求进行,例如,HBV-DNA 建议使用国际参考品/国家参考品进行梯度稀释实验提取并多次检测,将具有 95% 以上阳性检出率的病毒水平作为最低检出限(建议不高于 30 IU/mL)。同时对供应商提供的性能指标要进行充分的验证。

2. 测定前的质量控制　正确的样本采集、运送和保存。

3. 提取过程的规范化

(1) 正确处理标本:可以用于基因检测分析的样品有很多种,包括全血样本、血浆样本、组织标本(新鲜组织、冰冻组织、石蜡包埋组织、穿刺标本)、口腔拭子和骨髓样本等。为确保样品采集的质量,避免污染和干扰,负责采集样品的临床医生需进行样品采集要求培训。无论采集哪种类型的样品,采样时都必须戴手套,这样既可避免样品中病原微生物感染,又可防止采样人员的皮肤脱落细胞污染样品。临检实验室应向样品采集和运输人员提出样品收集、处理、运送和保存过程合适的条件要求。各种样品的采样过程要遵守中华人民共和国卫生行业标准《微生物和生物医学实验室生物安全通用准则》(WS233—2002)和《感染性疾病相关个体化医学分子检测技术指南》及 CNAS《医学实验室质量和能力认可准则在分子诊断领域的应用说明》等规范中关于"检验前过程"的要求。

(2) 正确使用提取试剂:要求严格按说明书要求储存试剂;试剂使用前平衡至室温、充分混匀提取体系;保证加样正确。

(3) 严格规范进取过程:严格根据操作规范程序进行提取操作;对提取过程进行质量控制,如通过加入内标的方法来观察抽取的 DNA 样本中是否存在抑制物或者干扰物,提取时同质控一起实验(以排除核酸提取中的差错);不可随意更改洗脱液成分。

(4) 注重生物安全防护:DNA 提取操作应在生物安全柜内进行。DNA 一般溶解在 pH 为 7.2 的 TE(Tris-EDTA)溶液中,因其可减少 DNA 的降解。

4. 消除抑制物　在血浆游离 DNA 的提取过程中要尽可能消除血浆中各种可能抑制 DNA 聚合反应的成分,包括血浆蛋白、血红蛋白、细胞碎片等。

5. 纯 DNA 的分装与保存　对于纯 DNA,应根据实验项目对需要的 DNA 量进行及时分装,暂时不用于检测的 DNA 标本应及时冻存于 -70 ℃或更低的温度条件下,以避免反复冻融引起的 DNA 降解,同时减少样品间的污染。

6. 核酸提取仪的性能状态　核酸提取仪的性能指标主要包括一般状态参数、微量加样器精密度(CV$<$5%)、携带污染率及温度控制水平等。

思考题

(1) 简述核酸提取仪的种类及其工作原理。

(2) 简述提取 DNA 的质量检测标准和要求。

(任伟宏　胡志坚)

NOTE

实验 30　便携式血糖仪的性能评价

实验目的

(1) 掌握便携式血糖仪的性能评价方法。
(2) 熟悉便携式血糖仪的操作。
(3) 熟悉便携式血糖仪性能的评价。

实验器材

1. 仪器与耗材　便携式血糖仪,自动生化分析仪等。
2. 试剂与标本　血糖仪原装配套试剂,自动生化分析仪配套试剂,肝素抗凝静脉血等。

实验原理

即时检验(POCT)血糖监测可分为通常用于医疗机构的血糖监测系统(blood glucose monitoring system,GMS)和患者居家进行的血糖自我监测(self-monitoring blood glucose,SMBG)两类。GMS进入医院正式用于临床之前应进行必要的方法学评价,从而确认该血糖仪是否满足临床需求。

性能评价的指标通常包括精密度、准确度、线性范围(可检测范围)、抗干扰性能等。本实验用同一样本在便携式血糖仪上多次测量结果的标准差(SD)和变异系数(CV)进行精密度的评价;通过便携式血糖仪和生化分析仪的比对实验,采用均数±标准差($\overline{X}\pm$SD)评价准确度;用回归方程相关参数评价仪器的线性范围(可检测范围)。

仪器描述

临床上使用的便携式血糖仪的类型和品牌众多,不同类型的血糖仪检测原理不尽相同,常用的反射光度检测原理又分为葡萄糖氧化酶法和葡萄糖脱氢酶法两种。基于葡萄糖氧化酶法的血糖仪容易受到氧及测试环境的温度、湿度等干扰;而基于葡萄糖脱氢酶法的血糖仪则易受其他糖类物质的干扰,因此,需要综合评价并选择合适的血糖仪。

便携式血糖仪结构简单、操作方便,主要由便携式血糖仪主机、试纸片、采血笔(针)组成。

实验步骤

1. 精密度的评价　取肝素抗凝静脉血样本至少 2 份,分为高浓度(11.0 mmol/L 左右)和低浓度(2.8 mmol/L 左右)血糖样本两种,每份样本分别进行重复性实验。每份样本在检测前充分混匀,分别重复检测 20 次,计算有效检测结果的标准差(SD)和变异系数(CV)。

2. 准确度的评价　取肝素抗凝静脉血样本至少 5 份,涵盖血糖高浓度(11.0 mmol/L左右)样本、中浓度(7.0 mmol/L 左右)和低浓度(2.8 mmol/L 左右)样本。同一份静脉血分成 2 份,1 份使用便携式血糖仪检测两次,另 1 份离心后使用自动生化分析仪检测两次。

NOTE

比对检测时应根据厂家的要求和便携式血糖监测系统的方法学原理对样本进行预处理。

数据记录与处理

1. 精密度的评价 检测结果记录在表 30-1 中,并计算相应的 SD 和 CV。

表 30-1 便携式血糖仪精密度性能评价的数据与处理记录表

仪器品牌: 型号: 编号:

检测次数	血糖检测结果/(mmol/L)																				SD	CV
	1	2	3	4	5	6	7	8	9	10	11	12	13	14	15	16	17	18	19	20		
样本 1																						
样本 2																						

结果判断:当血糖浓度<5.5 mmol/L 时,SD 应小于 0.42 mmol/L;当血糖浓度≥5.5 mmol/L 时,CV 应小于 7.5%。如果检测结果超出要求,需要对便携式血糖仪进行维护和校准后重新进行精密度性能评价检测。

2. 准确度的评价 检测结果记录在表 30-2 中,并按表中要求进行相应的数据处理。

表 30-2 便携式血糖仪准确度性能评价的数据与处理记录表

血糖仪品牌: 型号: 编号:
生化分析仪品牌: 型号: 编号:

标本编号	测量结果/(mmol/L)			比对结果
	自动生化分析仪均值	便携式血糖仪均值	偏倚范围	
样本 1				
样本 2				
样本 3				
样本 4				
样本 5				

生化比对判断标准:当血糖浓度<5.5 mmol/L 时,至少 95% 的检测结果差异在 ±0.83 mmol/L 的范围内;当血糖浓度≥5.5 mmol/L 时,至少 95% 的检测结果差异在 ±20% 范围内。

3. 线性范围(可测量范围)验证 用准确度评价的测量结果,计算便携式血糖仪测量数据的回归方程相关系数 r 或 r^2,计算仪器的测量线性范围(可测量范围)。

表 30-3 便携式血糖仪线性范围验证的数据与处理记录表

仪器品牌: 型号: 编号:

回归方程	r^2	线性范围/(mmol/L)

通常要求便携式血糖分析仪的可测量范围为 1.1~27.7 mmol/L。

注意事项

(1)为更好地验证结果相关性、排除外界因素对结果的干扰,实验涉及的血样应采用肝素抗凝管采集的静脉血。

(2)对每台 POCT 血糖分析仪而言,样本检测结果合格率整体需达到 80% 以上才能判断此仪器为比对合格仪器,即如果 5 份样本参与检测,必须保证有 4 份或 4 份以上样本检测结果达到上述要求。

NOTE

（3）为避免糖酵解带来的误差，务必保证每份样本的便携式血糖仪检测与自动生化分析仪检测之间时间间隔不超过 30 min。

（4）选择的血样标本血细胞比容控制在 35%～55%，便携式血糖仪通常可正常使用；当超出这个范围时，应该注意便携式血糖仪检测数据的准确性。

（5）临床出现便携式血糖仪检测结果与实验室结果偏差较大时，尤其是发生低血糖事件时，应考虑临床症状以及用药对检测结果产生的可能影响。

思考题

（1）为什么便携式血糖仪需要与自动生化分析仪进行比对？

（2）实验中，可以使用指尖毛细管全血吗？为什么？

（吴　钊）

参考文献

CANKAOWENXIAN

[1] 樊绮诗,钱士匀.临床检验仪器与技术[M].北京:人民卫生出版社,2015.

[2] 胡志坚,宫心鹏.医学检验仪器学实验[M].武汉:华中科技大学出版社,2013.

[3] Mary Louise Turgeon.检验医学基础理论与常规检测技术[M].5版.彭明婷,申子瑜,译.北京:世界图书出版公司,2012.

[4] 曾照芳.临床检验仪器学实验指导[M].2版.北京:人民卫生出版社,2011.

[5] 王治国.临床检验质量控制技术[M].北京:人民卫生出版社,2004.

[6] 李玉云,司维柯.临床血液学检验实验[M].武汉:华中科技大学出版社,2014.

[7] 冯仁丰.临床检验质量管理技术基础[M].2版.上海:上海科学技术文献出版社,2007.

[8] 吴丽娟.临床流式细胞学检验技术[M].北京:人民军医出版社,2010.

[9] 吴后男.流式细胞术原理与应用教程[M].北京:北京大学医学出版社,2008.

[10] 陈朱波,曹雪涛.流式细胞术——原理、操作及应用[M].北京:科学出版社,2010.

[11] 邹雄,丛玉隆.临床检验仪器[M].北京:中国医药科技出版社,2010.

[12] 曾照芳,贺志安.临床检验仪器学[M].2版.北京:人民卫生出版社,2011.

[13] 陈焕文.有机化学手册[M].3版.北京:化学工业出版社,2016.

[14] 吴立军,王晓波.质谱技术在临床医学中的应用[M].北京:人民卫生出版社,2016.

[15] 杉浦悠毅,末松　诚.质谱分析实验指南[M].北京:北京大学出版社,2017.

[16] 尚红,王毓三,申子瑜.全国临床检验操作规程[M].4版.北京:人民卫生出版社,2015.

[17] 龙伟清,陈渡波,詹晓霞,等.即时检测血糖仪与全自动生化分析仪血糖检测结果的比对研究[J].中国卫生检验杂志,2017,27(15):2140-2142.

[18] 张家,李璃,顾光煜.常见干扰离子对不同电解质分析仪血清氯测定的影响[J].中国误诊学杂志,2005,5(13):2416-2417.

[19] 赵棉,张力,赵亚妮.HBV DNA定量与乙肝血清学标志物定量联合检测乙肝病毒感染的效果分析[J].实用临床医药杂志,2018,22(15):37-40.